SOCIÉTÉ DE MÉDECINE DE PARIS

MÉMOIRE POUR LE PRIX DUPARCQUE

ÉTUDE

SUR LES

TROUBLES DE LA MICTION

SE RATTACHANT AUX DIVERS ÉTATS

PHYSIOLOGIQUES ET PATHOLOGIQUES

DE L'UTÉRUS

PAR

AL. BOISSARD

INTERNE DES HOPITAUX DE PARIS

PARIS

ADRIEN DELAHAYE ET ÉMILE LECROSNIER, ÉDITEURS

PLACE DE L'ÉCOLE-DE-MÉDECINE

1883

ÉTUDE

SUR LES

TROUBLES DE LA MICTION

SE RATTACHANT AUX DIVERS ÉTATS

PHYSIOLOGIQUES ET PATHOLOGIQUES

DE L'UTÉRUS

Châteauroux. — Typ. et Stéréotyp. A. MAJESTÉ

SOCIÉTÉ DE MÉDECINE DE PARIS

MÉMOIRE POUR LE PRIX DUPARCQUE

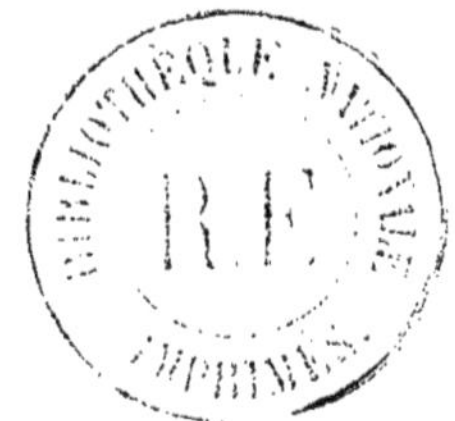

ÉTUDE

SUR LES

TROUBLES DE LA MICTION

SE RATTACHANT AUX DIVERS ÉTATS

PHYSIOLOGIQUES ET PATHOLOGIQUES

DE L'UTÉRUS

PAR

AL. BOISSARD

INTERNE DES HOPITAUX DE PARIS

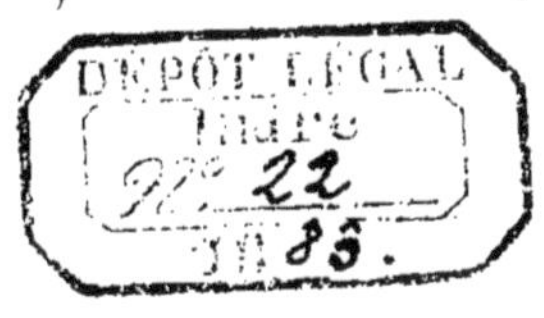

PARIS

ADRIEN DELAHAYE et EMILE LECROSNIER, ÉDITEURS

PLACE DE L'ÉCOLE-DE-MÉDECINE

1883

PRÉFACE

Si les troubles de la miction chez l'homme ont été depuis nombre d'années l'objet de recherches et de travaux spéciaux et approfondis, en revanche on peut dire que ces mêmes troubles chez la femme ont été presque complètement laissés dans l'ombre·; on se convaincra facilement de ce que nous avançons, si l'on parcourt les ouvrages spéciaux qui ont trait à la pathologie urinaire.

A côté des nombreux auteurs comme Civiale, Voillemier, Guyon, Reliquet en France, Thompson en Angleterre qui ont tracé de main de maître toutes les affections qui pouvaient frapper l'appareil urinaire chez l'homme, c'est à peine si on trouve çà et là quelques notes ou réflexions sur les troubles de la miction chez la femme, et encore faut-il s'adresser soit aux auteurs qui traitent de l'obstétrique ou de la gynécologie, soit encore aux auteurs anglais, qui dans différentes monographies se sont étendus particulièrement sur le sujet que nous traitons.

D'une façon générale, en effet, on peut dire que les affections des voies urinaires sont moins fréquentes

chez la femme que chez l'homme ; cette inégalité
s'explique aisément si l'on songe à la fréquence des
calculs vésicaux chez ce dernier, elle s'explique également si l'on se reporte à la structure et à la situation de
l'urèthre, qui est souvent frappé de rétrécissements,
et dont la configuration dans un âge avancé est si fréquemment modifiée par la prostate, qui vient par son
hypertrophie ou ses dégénérescences apporter des
troubles considérables dans le fonctionnement régulier de la miction.

Donc, calculs vésicaux, rétrécissement de l'urèthre,
affections prostatiques, telles sont les trois grandes
causes de la fréquence des troubles de la miction chez
l'homme ; chez la femme rien de semblable ; les calculs
vésicaux sont très rares, l'urèthre par son calibre, sa
brièveté, l'absence presque complète de courbure n'est
pour ainsi dire jamais le siège de rétrécissement. Mais
si chez elle aucun organe glanduleux ne vient entraver
l'acte de la miction, en revanche, en raison de la connexion intime établie entre le système génito-urinaire,
en raison de la vascularité considérable de tous les
organes contenus dans tout le petit bassin, vascularité
qui, comme on le sait, subit des modifications importantes à chaque époque menstruelle, pour ces deux
raisons, disons-nous, les troubles de la miction chez
la femme ne sont pas si rares que pourrait le laisser
supposer la pénurie d'observations médicales sur ce
sujet.

Aussi, chez la femme, les troubles de la miction ne
constitueront pas, comme chez l'homme, toute la scène

pathologique ; dans la grande majorité des cas, ils vont
de pair avec une série de troubles que l'on pourra le
plus souvent rapporter à des modifications physiologiques ou pathologiques de l'utérus ; comme le dit ex-
cellemment Barnes, « l'étude clinique des symptômes
vésicaux chez la femme est le plus souvent du domaine
de la gynécologie ».

Du reste, rien d'étonnant dans la fréquence des
troubles de la miction chez la femme, dans ses rapports avec les modifications physiologiques ou pathologiques de l'utérus, quand on songe à la situation res-
pective des organes pelviens.

Emprisonnés par une ceinture osseuse, le petit bassin, les organes pelviens chez la femme subissent rapidement, par leur contiguïté, le contre-coup des affections ou des modifications de situation qui peuvent
frapper l'un ou l'autre de ces organes.

Le petit bassin se trouvant divisé dans sa partie
moyenne par l'utérus et les ligaments larges en deux
loges, l'une antérieure où se trouve la vessie, l'autre
postérieure où se trouve le rectum, on comprend aisément comment des modifications apportées dans la vascularité ou la situation de l'utérus influeront sur le fonctionnement régulier de la miction ou de la défécation.

Nous n'étudierons que les troubles de la miction
dans ses rapports avec les modifications qui surviennent du côté de l'utérus ; ce sont, du reste, disons-le de
suite, les troubles les plus intéressants à observer, tant
par leur variété et leur importance que par la connaissance imparfaite que l'on en a encore aujourd'hui.

Mais ici, nous venons nous heurter contre une des plus grandes difficultés de notre travail ; la femme est un être complexe, aussi devons-nous avant tout apporter la plus grande attention au terrain sur lequel nous nous trouvons ; menée en quelque sorte, nous dirions volontiers dominée presque exclusivement par ses impressions, la femme subit très facilement l'influence du système nerveux, qui, troublé dans l'harmonie de son fonctionnement, peut venir entraver la régularité des principaux actes physiologiques de l'économie.

L'acte de la miction n'échappe pas à cette perturbation, et nous connaissons tous l'existence des troubles urinaires d'origine hystérique.

Nous devrons donc nous défendre dans ce travail de l'hystérie, et cela d'autant plus, que cette névrose peut se développer et surtout s'accroître, lorsqu'il se fait des modifications physiologiques ou pathologiques portant sur l'utérus ; c'est principalement quand nous traiterons des troubles de la miction dans leurs rapports avec la menstruation et les déplacements utérins, que nous devrons bien limiter notre sujet, faire la part de ce qui revient à l'utérus ou au système nerveux, pour ne point tomber dans l'erreur que nous signalons.

Nous éliminerons également l'anurie, qui ne constitue pas un trouble de la miction, mais bien un trouble dans la sécrétion urinaire.

Qu'à la suite de modifications inflammatoires ou mécaniques apportant un trouble dans l'excrétion des urines, on observe des perturbations dans l'acte de la sécrétion urinaire, nous ne le nions pas, mais, nous enfermant dans les limites de notre sujet déjà assez étendu, nous ne traiterons que des troubles qui sont apportés dans l'expulsion hors de la vessie des urines normales ou altérées, soit dans leur quantité, soit dans leur qualité. En résumé, la miction chez la femme pourra être troublée par deux grandes causes principales qui peuvent être rapportées soit à la congestion, aboutissant en fin de compte à une véritable inflammation, soit à des compressions mécaniques ; nous laissons de côté, pour les discuter plus loin, les causes que l'on peut appeler toxiques ou infectieuses.

Notre travail éclairera-t-il une question encore mal connue ? nous n'osons l'espérer, mais discutant les observations déjà consignées, fournissant nousmêmes un certain nombre de faits nouveaux recueillis pendant le cours de notre internat, nous pensons pouvoir apporter assez de précision et de lumière pour n'avoir pas à regretter d'avoir entrepris ce travail.

DIVISION

Après avoir donné dans un court chapitre une définition aussi exacte que possible .de ce qu'on entend par miction, après avoir étudié rapidement les organes qui concourent au fonctionnement régulier de cet acte physiologique, et avoir assigné les conditions qui constituent la miction normale et régulière chez la femme, nous diviserons notre travail en deux grands chapitres.

Dans le premier nous ferons rentrer tous les troubles de la miction que l'on devra rapporter à des modifications physiologiques de l'utérus, et sous ce titre, nous rangerons la menstruation et la grossesse régulière ou irrégulière ; dans le second, nous traiterons des troubles de la miction dans ses rapports avec les modifications pathologiques variées dont l'utérus peut être le siège.

ÉTUDE

SUR LES

TROUBLES DE LA MICTION

SE RATTACHANT

AUX DIVERS ÉTATS PHYSIOLOGIQUES ET PATHOLOGIQUES
DE L'UTÉRUS

PARTIE PHYSIOLOGIQUE

DE LA MICTION, ET EN PARTICULIER DE LA MICTION
CHEZ LA FEMME

On désigne sous le nom de miction, l'acte physiologique par lequel l'urine est expulsée de la vessie.

L'urine sécrétée par les reins est versée par les uretères dans un réservoir musculo-membraneux, la vessie, d'où elle est rejetée au bout d'un temps variable par l'urèthre ; nous disons au bout d'un temps variable, car le besoin d'uriner ne se fait sentir que lorsqu'il y a un certain degré de distension vésicale ; mais comment la vessie se distend-elle, ou en d'autres termes, comment l'urine qui arrive goutte à goutte

dans la vessie ne s'écoule-t-elle pas aussi continuellement par l'urèthre?

Cette question de la distension de la vessie par l'u-
rine qui s'y accumule a longtemps préoccupé l'esprit
des physiologistes, et nous voyons Galien admettre la
présence autour du col de la vessie d'un anneau musculaire (sphincter vésical), qui par sa contraction
retiendrait les urines ; il paraît démontré aujour-
d'hui que ce sphincter vésical n'existe pas, et les
notions plus exactes que nous possédons sur la contraction et la tonicité musculaire se refusent à admettre l'existence d'un même muscle en état permanent
et continuel de contraction.

Pour que les urines s'accumulent dans la vessie,
deux conditions sont nécessaires :

1° Le non-reflux des urines par les uretères ;

2° Leur non-écoulement par l'urèthre.

Les urines ne peuvent refluer par les uretères, par
suite de la disposition anatomique de ces conduits,
dans l'épaisseur de la tunique musculeuse de la
vessie. Nous savons, en effet, qu'à leur entrée dans
la vessie, les deux uretères offrent un trajet oblique,
c'est-à-dire rampent dans l'épaisseur de la paroi
vésicale, et se terminent en fin de compte en bec
de flûte au niveau de la muqueuse, qui vient pour
ainsi dire faire l'office d'une sorte de valvule ; par
leur tonicité, les fibres musculaires de la vessie exer-
cent, sans cesse, une pression sur l'urine contenue
dans la vessie ; cette pression concourt à l'application
du repli de la muqueuse vésicale contre la paroi musculeuse, si bien que cette sorte de valvule se trouve
soumise à une double pression, excentrique de la

part du liquide, concentrique de la part de la couche musculeuse.

Du côté de l'urèthre, les urines trouvent également un obstacle à leur écoulement, non par la tonicité d'un sphincter vésical qui déterminerait l'occlusion du col, mais par la présence d'un véritable anneau musculaire auquel l'ou donne le nom de sphincter uréthral, situé non au col de la vessie, mais plus en avant, sur la portion membraneuse de l'urèthre ; ce sphincter uré-thral, dont nous n'avons pas à faire la description, re-tient chez l'homme et chez la femme les urines dans la vessie, comme l'ont dit Kuss et Carayon (Thèse de Strasbourg, 1865) : chez la femme, par suite de l'ab-sence de la prostate, de l'état rudimentaire du muscle de Wilson, ce sphincter uréthral, composé de fibres striées engaînant la portion membaneuse de l'urèthre, suffit à lui seul à retenir les urines ; chez l'homme, à l'action du sphincter uréthral viennent s'ajouter l'élas-ticité de la prostate et la tonicité du muscle de Wilson, aussi la femme retiendra-t-elle moins énergiquement ses urines, et sous l'influence d'un effort, du rire même, elles pourront s'écouler involontairement.

Les urines accumulées ainsi dans la vessie la dis-tendent ; dès qu'il y a distension de la vessie autant que le permettent la longueur et l'extensibilité des fibres musculaires, celles-ci entrent en action pour vaincre l'élasticité du col et l'urine pénètre ainsi dans l'origine du canal de l'urèthre ; là l'urine se trouve en contact avec une muqueuse très sensible, qui est le point de départ d'un réflexe qui constitue le besoin d'uriner.

Quand on a une fois perçu la sensation du besoin

d'uriner, il peut arriver deux choses : ou bien l'on essaie de résister à ce besoin, ou bien au contraire on le satisfait.

Dans le premier cas, par suite de la contraction du sphincter uréthral, que la distension de la vessie est insuffisante à vaincre, l'urine ne peut pénétrer dans l'urèthre, elle est même obligée de rétrograder et elle rentre dans la vessie dont les contractions ont cessé ou diminué.

Puis la distension du réservoir vésical continuant, la sensation perçue s'accentue de plus en plus, l'urine pénètre de nouveau à travers le col vésical, où elle provoque le même réflexe, et ainsi de suite ; de là la forme intermittente que présente le besoin d'uriner.

Si ces phénomènes se répètent souvent, le réflexe qui se traduit par la contraction du sphincter uréthral diminue d'énergie, et il faut alors l'intervention de la volonté pour arrêter l'urine qui tend à s'écouler : de là les efforts douloureux, la mise en jeu des muscles du périnée, et les positions variées que l'on prend pour résister longtemps au besoin d'uriner ; mais bientôt le besoin devient plus fort, plus fréquent, plus impérieux, quelques frissons se succèdent, une sueur froide vient couvrir le front, et le sujet épuisé abandonne la lutte ; l'urine alors s'écoule lentement, malgré les efforts que l'on peut faire, car la vessie surmenée, surdistendue, est déjà dans un certain degré de parésie ; la vessie habituellement distendue par ces efforts et ces luttes répétés perd de plus en plus de sa tonicité et de sa force, et chez la femme, dont la paroi musculeuse est plus faible que chez l'homme, la vessie est pour ainsi dire toujours en imminence

de parésie et de paralysie, c'est-à-dire qu'elle devient
moins apte à se débarrasser de l'urine par ses propres
forces ; aussi qu'il survienne chez la femme qui a l'ha-
bitude de se retenir, et qui ne satisfait point les premiers besoins d'uriner, qu'il survienne, disons-nous,
une légère compression, un très léger spasme du col,
bientôt la force de la contractilité de la vessie se trouvera vaincue.

Dans le deuxième cas, c'est-à-dire lorsqu'on obéit
immédiatement au besoin d'uriner, on observe, tout
au début, la mise en jeu d'un effort ; la glotte se ferme,
la parole, surtout au début de la miction, est sinon impossible, du moins difficile, le diaphragme et les muscles de la paroi abdominale, en pressant sur le paquet
intestinal, viennent seconder puissamment ceux de la
vessie ; mais ces derniers jouent le rôle le plus important, car ils peuvent à eux seuls effectuer la miction ;
poussées par les contractions abdominales et vésicales, les urines triomphent du sphincter uréthral et
s'écoulent au dehors suivant un jet parabolique variable suivant les individus, mais plus faible chez la
femme que chez l'homme, tant à cause de la brièveté
de l'urèthre chez elle, que de la faiblésse du plan musculaire de la vessie ; une fois que l'écoulement de
l'urine a commencé, si l'on satisfait entièrement le
besoin d'uriner, la vessie revient sur elle-même, et la
cavité vésicale diminue ; mais il arrive un moment où
sa paroi supérieure se trouve tendue des ligaments
postérieurs aux ligaments antérieurs, et ne peut plus
comprimer le liquide contenu dans le bas fond ; c'est
alors que se fait surtout sentir l'action des muscles
de la paroi abdominale et du diaphragme ; puis l'ac-

tion du muscle releveur de l'anus entre en jeu ; tandis qu'il repousse la paroi inférieure de la vessie, les viscères refoulés par le diaphragme et les muscles abdominaux pressent sur la paroi supérieure ; les deux parois vésicales s'accolent alors comme par un jeu de soufflet, et l'urine est complètement expulsée de la vessie.

Ici encore, comme au commencement de la miction, il y a effort, et les saccades que présente le jet final de l'urine témoignent des contractions musculaires intermittentes de la région périnéale.

Chez la femme, l'expulsion des dernières gouttes de l'urine présente quelques particularités sur lesquelles nous désirons insister un peu.

L'urèthre de la femme en effet présente une configuration qu'on ne retrouve pas sur celui de l'homme, et qui consiste dans la présence de fibres musculaires striées dans sa tunique musculeuse ; celle-ci est composée en effet de deux couches, l'une longitudinale formée simplement par des fibres musculaires lisses de la vie organique, continuation des fibres longitudinales de la vessie ; l'autre circulaire, constituée par des fibres striées de la vie de relation ; cette deuxième tunique est immédiatement en rapport avec la muqueuse ; cette couche de fibres musculaires striées qui manquent chez l'homme prend la plus grande part à l'expulsion des dernières gouttes d'urine chez la femme.

Chez l'homme, après l'expulsion de l'urine contenue dans la vessie, le sphincter uréthral se contracte et rien ne passe plus par l'urèthre ; mais ce canal contient encore une quantité d'urine plus ou moins grande, représentée par une colonne égale en longueur à celle de l'urèthre et en largeur égale au diamètre variable de l'urèthre ; pour expulser cette colonne liquide, l'homme est obligé de faire appel à la contraction des muscles du périnée, et en outre au muscle bulbo-caverneux, encore appelé, en raison de ses fonctions, muscle accélérateur de l'urine : cette expulsion des dernières gouttes de l'urine est volontaire.

Chez la femme, le muscle bulbo-caverneux existe bien, mais ses fonctions sont différentes ; au lieu de se fixer au pourtour de l'urèthre, il s'insère sur le squelette fibreux du vagin, et devient alors muscle contracteur de la vulve ; son rôle est donc nul dans l'acte de la miction ; mais bien plus, les fibres du muscle de Wilson, auquel le professeur Richet fait jouer un rôle analogue à celui du bulbo-caverneux, paraissent ne pas exister chez la femme.

Malgré sa brièveté, l'urèthre de la femme contient toujours une certaine quantité d'urine, après la déplétion de la vessie et la fermeture du col vésical ; aussi pour expulser ces dernières gouttes d'urine et suppléer à l'action du bulbo-caverneux, ce sont les fibres musculaires striées de la couche contractile de l'urèthre qui remplissent cette fonction, et nous pouvons dire qu'elles constituent un véritable accélérateur des dernières gouttes d'urine.

Pour nous résumer, si nous voulons différencier la miction dans les deux sexes, nous dirons que l'émission de l'urine chez l'homme, à cause de l'étroitesse relative de son canal, dure un temps plus considérable que chez la femme ; chez celle-ci l'urèthre est large, court, presque rectiligne, aussi les urines seront-elles moins bien retenues et au moindre effort pourront-elles s'écouler involontairement.

Chez l'homme, la direction du jet d'urine dépend de la direction qu'il imprime à l'urètbre ; chez la femme elle dépend de la direction naturelle de ce canal qui est verticalement dirigé, comme la paroi antérieure du vagin dans laquelle il se trouve ; il en résulte que chez la femme dans la station verticale, le jet d'urine tombera verticalement entre les pieds et que dans la position accroupie, sa courbe parabolique sera moins prononcée, et tombera moins loin sur le sol.

Nous en avons fini avec la partie physiologique de notre travail ; cependant avant d'entrer dans la partie clinique, nous voulons encore dire quelques mots d'un trouble de la miction que nous serons à même d'observer souvent, et dont nous allons donner l'explication : nous voulons parler de la miction par regorgement.

Lorsque le corps de la vessie se trouve distendu d'une façon exagérée, soit du fait de parésie ou de sa paralysie, soit du fait d'une contracture du col vésical (sphincter uréthral), les fibres musculaires de la tunique musculeuse se trouvent impuissantes à provoquer l'écoulement de l'urine ; il faut bien savoir en effet que dans l'acte de la miction deux forces se trouvent en présence, celle du corps de la vessie et celle du sphincter : ces deux forces se font équilibre, puis luttent l'une contre l'autre, enfin l'une des deux l'emporte, celle du corps de la vessie, dans la miction normale ; mais qu'une des deux forces, qu'un des deux facteurs se trouve modifié, aussitôt la miction sera altérée dans la régularité de son fonctionnement.

Si le col est normal et la paroi vésicale dans un état
de parésie ou de paralysie, la distension de la vessie
aura pour limite la résistance qu'offriront les parties
vésicales à une plus grande distension ; au contraire si
le col est comprimé ou contracturé et la vessie intacte,
la distension de la vessie aura pour limite la résistance
plus ou moins grande du col ; c'est dans le cas où la
résistance du col se trouvera bien supérieure à la distension de la vessie qu'on pourra observer des ruptures
spontanées de cet organe.

En résumé on pourra observer la miction par regorgement dans deux conditions différentes : parésie de la
vessie avec intégrité du col, ou bien intégrité de la
vessie avec contracture ou compression du col.

Dans les cas de parésie vésicale avec intégrité du
col, il arrive un moment où les parois vésicales ne
peuvent plus se distendre, ni se dilater davantage,
alors le sphincter cède sous la pression du liquide,
et le col s'ouvre pour laisser passer le trop plein du
liquide ; mais bientôt les deux forces antagonistes
arrivent de nouveau à se faire équilibre, et les urines
cessent de couler jusqu'à ce que le même phénomène
se reproduise. C'est dans ces conditions qu'on urine
par regorgement ; on ne vide pas la vessie, qui reste
distendue, on ne pisse que par trop plein.

Si nous insistons autant sur ce phénomène, c'est
que son importance est considérable en pathologie
urinaire, et dans les chapitres qui vont suivre on
sera à même d'observer, et sa fréquence, et les
erreurs auxquelles il peut donner lieu.

CHAPITRE PREMIER

TROUBLES DE LA MICTION SE RATTACHANT AUX DIVERS ÉTATS PHYSIOLOGIQUES DE L'UTÉRUS

L'utérus subissant des modifications physiologiques nombreuses et répétées, nous devons rechercher si la miction ne se trouvera pas troublée lors de la production de ces différents états par lesquels passe l'organe de la gestation ; ces différents états sont la menstruation et la grossesse ; mais, pour être aussi complet que possible, non seulement nous passerons en revue les troubles de la miction que l'on pourra observer lors de ces deux états physiologiques de l'utérus, mais encore, poussant jusqu'au bout notre étude, nous rechercherons s'il n'existe point de troubles de la miction lors de la période puerpérale, que l'on comprenne sous cette dénomination soit le retour complet et parfait de l'utérus à son état premier, soit la formation d'une nouvelle muqueuse utérine ; en un mot nous étudierons les troubles de la miction observés *post partum*.

1° Miction pendant la période menstruelle.

La vascularité de l'utérus déjà si riche à l'état de repos, s'accroît considérablement à chaque époque cataméniale ; il en est de même lors de la grossesse ; cette richesse vasculaire de l'utérus va nous donner l'explication des phénomènes urinaires que l'on peut observer soit au moment des règles, soit dans le cours de la grossesse, surtout si l'on songe aux connexions vasculaires étroites qui existent entre la vessie et l'utérus ; ces connexions vasculaires sont si intimes et si considérables, surtout lors de l'afflux sanguin énorme qui se fait à chaque période menstruelle, que l'on reste étonné de ne point observer des phénomènes vésicaux à chaque époque ; la seule explication que l'on puisse donner est que l'apparition des règles constituant un acte physiologique et à répétition, ne pouvait s'effectuer normalement d'une façon douloureuse.

Quoi qu'il en soit, nous devons en quelques mots rappeler la connexion vasculaire étroite qui relie l'utérus et la vessie, car ces notions vont nous fournir l'explication de la plupart des phénomènes urinaires que nous pourrons observer, et vont nous donner pour ainsi dire la clé de l'édifice de la pathologie urinaire chez la femme au moment des règles et de la grossesse.

On sait que les artères utérines et vésicales viennent d'un tronc commun, l'hypogastrique ; en outre la vessie reçoit directement des artères utérines de nombreux rameaux qui vont en fin de compte aboutir à un riche réseau qui occupe toute la surface de la muqueuse vésicale, et particulièrement la région du col. Au moment des règles, il se fait un afflux sanguin considérable, dans tous les organes du petit bassin ; les artères de l'utérus augmentent de volume, et les rameaux vésicaux qui partent de ces artères ne restent point étrangers à l'afflux sanguin qui se fait dans leurs branches d'origine.

Comme l'a si bien dit Guérin dans ses cliniques sur les maladies des organes génitaux de la femme, la vascularité des organes érectiles de la femme et la communauté vasculaire qui existe entre eux et les organes du petit bassin, font comprendre aisément l'influence des congestions de l'utérus et de ses annexes sur la vessie.

Rappelons l'augmentation de volume et de poids de l'utérus lors de la période menstruelle qui agit également sur les trompes et les ligaments larges. J'ai souvent remarqué, dit Cazeaux, qu'aux approches des règles, l'utérus était quelquefois au moins deux fois aussi volumineux qu'à l'ordinaire, si bien que j'ai pu croire parfois à un commencement de grossesse. Les trompes deviennent le siège d'une circulation plus active, d'une sorte de mouvement fluxionnaire ; leurs vaisseaux s'injectent, leurs parois s'épaississent, et s'érigent ; les ligaments larges, qui renferment les plexus veineux utérin et sous-ovarique, non seulement se congestionnent, mais par la contraction de leurs fibres musculaires, ils apportent à la circulation en retour un obstacle véritable, qui reste sans influence sur l'ondée artérielle.

En outre, ainsi qu'il résulte des recherches du docteur Gillette *(Journal de l'anat. et de la physiol., 69,*

p. 487), les veines de la vessie, extrêmement nombreuses chez la femme, offrent des communications
multiples avec le système utérin, et le système veineux de la paroi postérieure de la vessie se confond
avec celui de la partie antérieure du col utérin ; les
vaisseaux veineux de la vessie participent donc plus
ou moins à la dilatation que subissent les vaisseaux de
l'utérus, et ainsi se trouve établie entre ces deux systèmes vasculaires une étroite solidarité physiologique
ou pathologique. Cette solidarité physiologique entre
les deux systèmes vésicaux et utérins nous explique
le sentiment de tension, de pesanteur que les femmes
ressentent au moment de leurs règles ; elle nous explique également la production des besoins plus fréquents d'uriner à cette époque ; si en effet on inter-
roge au hasard un certain nombre de femmes sur les
sensations qu'elles éprouvent en urinant au moment
de leurs règles, on restera étonné de la fréquence des
troubles urinaires. Par ces troubles, nous entendons
les besoins plus fréquents d'uriner, qui peuvent même
chez certaines femmes s'accompagner d'une légère
douleur pendant la miction ; chez quelques femmes
ces symptômes vésicaux précèdent d'un ou deux
jours l'apparition des règles, et cessent lors de l'écoulement des menstrues ; c'est là, croyons-nous, une des
meilleures preuves en faveur de la congestion utéro-
vésicale lors de l'époque cataméniale.

Si nous insistons autant sur un fait minime en ap-
parence, c'est que dans certaines conditions, il peut
acquérir une grande importance tant au point de vue
clinique qu'au point de vue thérapeutique ; nous voulons parler de l'action des règles sur la vessie malade.

Déjà Laugier, dans plusieurs de ses cliniques, et après lui son élève Bernadet dans sa thèse, ont appelé l'attention des cliniciens sur l'état de la vessie à chaque retour des règles ; ces deux auteurs ont bien fait voir que chez les femmes atteintes de cystite, quelles que soient du reste la cause et la nature de cette affection, il survient chaque mois, à chaque retour des règles, une exacerbation évidente des symptômes vésicaux, surtout au point de vue de la douleur ; le retour des règles vient donc chaque fois soit aggraver l'intensité des symptômes, soit prolonger la durée de la cystite ; aussi le catarrhe de la vessie chez les femmes réglées sera-t-il tenace et rebelle à la plupart des traitements, dont les bons effets se trouveront enrayés à chaque période cataméniale. Nous trouvons là encore, une fois de plus, une preuve clinique de la solidarité pathologique qui existe chez la femme entre l'utérus et la vessie, et les connexions vasculaires de ces deux organes viennent nous donner l'explication du retentissement de la plupart des affections utérines sur la vessie ; elles nous montrent également comment un état pathologique de la vessie peut se trouver entretenu ou même aggravé par les modifications physiologiques que subit l'organe de la gestation à chaque retour des règles.

Nous ne rapporterons ici aucune des observations que nous avons trouvées dans la thèse de Bernadet, tant pour ne pas allonger notre travail que pour lui conserver plus d'originalité.

Qu'il nous suffise de dire que les faits consignés par Laugier et Bernadet sont absolument exacts, ainsi qu'il est facile de s'en assurer en interrogeant un certain nombre de femmes au moment de leurs règles.

Nous-mêmes, avons observé l'année dernière, dans le service de notre cher maître Rigal, un bel exemple de congestion utérine et ovarienne avec retentissement sur la vessie à la suite d'un retard de règles.

OBSERVATION I (personnelle).

Retard dans l'apparition des règles : congestion utérine et surtout ovarienne très intense. Légers troubles dans la miction.

La nommée Lanoir, âgée de vingt-deux ans, entre le 15 novembre 1881 dans le service du docteur Rigal ; elle offre au plus haut point les signes de la chlorose, et présente pendant son séjour à l'hôpital une série de troubles divers que l'on rapporte à l'arthritisme. Dans le cours d'une éruption herpétique très étendue, la malade, généralement bien réglée, voit l'époque de ses règles retardée de quelques jours.

Phénomènes congestifs marqués du côté de la face et des conjonctives ; en outre, les ovaires, le gauche principalement, présentent des signes d'une fluxion intense ; par la palpation abdominale, on arrive sur l'ovaire gauche, qui est douloureux et présente le volume d'une petite mandarine ; par le toucher vaginal, on détermine également de la douleur en pressant sur l'ovaire qui paraît tendu, et semble offrir le volume d'une petite mandarine. A partir de ce moment, la malade a de la peine à uriner ; les envies d'uriner reviennent toutes les demi-heures et s'accompagnent d'une sensation de cuisson ; chaque miction est douloureuse, les urines sont neutres, claires et ne laissent aucun dépôt par le repos.

Cet état persiste trois jours entiers ; à la suite de l'application de sangsues à la face interne des cuisses, les règles apparaissent le quatrième jour ; à partir de ce moment, et pendant toute la durée du flux menstruel, les mictions ne sont plus douloureuses, et la malade n'urine que toutes les cinq heures.

Dans sa thèse sur l'involution utérine, Chenet a appelé l'attention sur les troubles vésicaux observés pendant la période menstruelle.

Au moment des règles, dit cet auteur, bien des femmes ont de la dysurie, certaines souffrent beaucoup ; l'intensité de ces douleurs, variables suivant les femmes, dépend du plus ou moins grand degré de congestion du côté des organes pelviens à cette époque ; mais toutes choses égales, ces douleurs sont plus fréquentes et plus vives chez les multipares et surtout chez les multipares dont l'utérus est resté gros, en état plus ou moins marqué de subinvolution.

Pour Chenet, l'involution seule peut amener du ténesme vésical ; dans l'état d'involution, il y a toujours un certain degré de congestion passive et chronique de l'utérus qui, à chaque période menstruelle, augmente considérablement ; on conçoit donc facilement la fréquence et le redoublement des troubles vésicaux, chaque fois que viendront se surajouter les poussées congestives actives du flux menstruel.

D'une façon générale, nous voyons que toutes les modifications physiologiques qui auront trait à la vascularité de l'utérus retentiront plus ou moins sur la vessie, aussi devons-nous dire deux mots sur un fait clinique encore mal connu, nous voulons parler de l'apparition de troubles vésicaux consécutifs aux troubles circulatoires qui s'opèrent dans tout le petit bassin à l'époque de la ménopause.

Barié, dans sa thèse (*Étude sur la ménopause,* 1877) s'exprime de la façon suivante : « Le premier effet produit par la suppression du flux menstruel est sans contredit un état pléthorique donnant lieu à des phénomènes congestifs variés... Toutes les régions du corps peuvent être le siège de ces congestions, mais il est à remarquer que ces troubles fonctionnels sont beaucoup plus fréquents dans les organes périutérins que partout ailleurs ; il est très fréquent d'observer des signes manifestes de congestion des organes du petit bassin ; pesanteur au périnée, sensation de chaleur, de cuisson à l'anus, à la vulve. »

Civiale, dans son *Traité des maladies des organes génito-urinaires*, et dans ces derniers temps notre collègue Eugène Monod, dans une étude clinique de la cystite chez la femme (*Annales de gynécologie*, 1880) ont attiré l'attention sur les phénomènes vésicaux se rattachant à la ménopause.

Civiale va jusqu'à dire qu'à l'époque de la ménopause les catarrhes de la vessie sont fréquents, graves et opiniâtres ; c'est aller trop loin ; qu'à l'époque de la ménopause, une cystite survenant accidentellement soit aggravée et plus rebelle au traitement, c'est positif et nous rentrons là encore dans les faits consignés par Laugier et Bernadet. Mais nous ne pensons pas qu'on puisse observer de cystite liée à la ménopause ; tout ce que nous dirons donc c'est que les cystites apparaissant à la période de la ménopause seront plus longues et plus intenses, et que l'on observera là encore les mêmes exacerbations qu'offrent les cystites à chaque époque menstruelle.

L'observation suivante, que nous empruntons au travail d'Eugène Monod, nous a paru intéressante à rapporter.

Observation II (Eug. Monod).

Annales de gynécologie, 1880.

La nommée Augustine P..., âgée de quarante-quatre ans, brodeuse, entre le 16 octobre dans le service de M. le professeur Broca à Necker ; bonne santé antérieure, un seul enfant il y a vingt et un ans.

La menstruation, qui a toujours été normale, présente depuis trois mois des irrégularités, et surtout une notable diminution en quantité ; depuis la *même époque*, sont apparus pour la première fois des symptômes vésicaux : envies fréquentes d'uriner (toutes les cinq ou dix minutes le jour comme la nuit), douleur vive avec cuisson au méat vers la fin de la miction et persistant une ou deux minutes ; dépôt jaunâtre dans les urines ? La malade qui depuis l'apparition de ces phénomènes observait avec soin ses urines, n'y a jamais constaté la présence de sang, ni de traces sanguinolentes.

Tous ces symptômes *augmentent notablement d'intensité aux approches des périodes menstruelles* (qui reviennent irrégulièrement comme nous l'avons dit et *s'amendent dès que les règles sont passées*).

Ne présentant aucune amélioration, la malade se décide à entrer à l'hôpital.

État général bon ; je ne trouve rien à l'auscultation qui puisse faire soupçonner la présence de tubercules.

L'exploration directe des organes ne donne également que des résultats négatifs ; pas trace de vaginite, ni d'uréthrite ; à l'exploration de la vessie, pas de corps étranger dans la vessie ; utérus sain, dans une situation normale ; la pression sur le bas-fond de la vessie à travers les parois vaginales provoque une vive douleur.

La fréquence de la miction ayant rapidement diminué, ainsi que les symptômes douloureux sous l'influence d'un repos absolu, la malade quitte l'hôpital sans qu'on ait institué un traitement local.

Pour résumer ce qui a trait à l'action des règles sur la miction, en raison des connexions vasculaires intimes qui unissent l'utérus à la vessie, en raison de l'afflux sanguin qui se fait sur les organes du petit bassin à chaque époque cataméniale, nous pouvons dire que chez la plupart des femmes, la miction au moment des règles devient plus ou moins difficile, quelquefois douloureuse, s'accompagnant de sensations de pesanteur et de cuisson ; chez certaines d'entre elles, la miction n'est plus absolument un acte physiologique pur, c'est-à-dire indolore et quasi inconscient ; il y a déjà à ce moment un certain effort, une certaine gêne qui se traduit par des mictions douloureuses et plus fréquentes. Ce sont surtout les multipares, celles dont l'utérus est resté gros et en subinvolution, qui présenteront ces troubles dans leur plus grande intensité.

Nous dirons enfin que si la vessie est déjà altérée, si elle est le siège d'une inflammation plus ou moins aiguë, les règles à chacune de leurs apparitions entretiendront cet état inflammatoire, amenant des poussées congestives répétées, qui causeront des exacerbations dans les besoins d'uriner, alors plus fréquents et plus douloureux.

2° *Miction pendant la grossesse.*

Les modifications physiologiques que subit l'utérus à chaque époque menstruelle amenant des troubles dans la miction, nous ne devons pas être surpris d'observer des troubles semblables, mais encore plus intenses et plus fréquents pendant la grossesse, où l'activité utérine est à son summum.

Outre la durée et l'intensité des modifications vasculaires que subit l'utérus pendant tout le temps de la grossesse, nous nous trouvons ici en présence d'autres facteurs appelés à jouer un rôle important dans la production des troubles urinaires, nous voulons parler de l'augmentation de volume de l'utérus, ainsi que des changements qui surviennent dans la situation de cet organe.

Pendant la grossesse, les poussées congestives répétées qui se font sur l'utérus retentiront avec tant de violence sur la vessie qu'elles pourront y amener de véritables inflammations qui iront jusqu'à produire de la cystite ; enfin les modifications dans le volume, le poids et la situation de l'utérus gravide pourront exercer des compressions assez considérables pour apporter un ralentissement, quelquefois un arrêt complet dans le libre écoulement des urines.

Donc, pendant la grossesse, poussées congestives assez longues et assez intenses pour aboutir à une inflammation du côté de la vessie, compressions mécaniques assez fortes pour s'opposer à l'écoulement de l'urine, tels sont les phénomènes que nous devons passer en revue, en en étudiant les causes et la fréquence.

Déjà Barnes, dans ses leçons cliniques, avait indiqué l'existence des troubles urinaires dans leurs rapports avec les affections utérines ; c'est à ce propos que cet auteur fait judicieusement remarquer que tous les organes ne réagissent pas par eux-mêmes ; très souvent, dit-il, les femmes souffrent de la vessie, mais la lésion est autre part ; d'où le sage précepte que donne cet auteur d'examiner toujours les organes pelviens chez les femmes qui présentent des troubles urinaires ; ces troubles peuvent être assez intenses pour dominer la scène pathologique et cacher la lésion principale.

Pour prendre un exemple, nous dirons avec l'auteur anglais que, chez les femmes, la rétention d'urine est dans l'immense majorité des cas un symptôme se rattachant non pas à des lésions vésicales, mais à des désordres du côté des organes pelviens, et en premier lieu du côté de l'utérus ; chez elles, en effet, tant à cause de la structure que de la configuration de l'urèthre, la rétention par rétrécissement ou occlusion par un calcul est un phénomène des plus rares, tandis qu'au contraire elle se montre fréquente lorsqu'il survient des modifications dans le volume et surtout dans la situation de l'utérus gravide ou non gravide.

TROUBLES DE LA MICTION DE CAUSE INFLAMMATOIRE

Cystite chez les femmes enceintes.

Les troubles de la miction se montrant au début, dans le cours ou à la fin de la grossesse, sont signalés depuis longtemps par la plupart des auteurs qui traitent de la pathologie urinaire ou de l'obstétrique, mais disons-le de suite, ces différents troubles sont le plus souvent d'ordre mécanique ou rapportés à des traumatismes excercés sur la vessie pendant un accouchement laborieux ; c'est ainsi que tous les accoucheurs signalent les envies fréquentes d'uriner occasionnées par la compression qu'exerce l'utérus gravide sur la vessie. Ils notent encore la rétention d'urine qui survient dans le cours de la grossesse ou qui suit l'accouchement ; mais la plupart restent muets quant à l'apparition des phénomènes inflammatoires survenant du côté de la vessie en dehors de toute cause traumatique, de toute compression locale.

Pourtant frappés de la fréquence des troubles de la miction dans le cours des grossesses, alors que toute compression mécanique devait être mise hors de cause, les différents auteurs ont décrit sous des noms divers tels que cystalgie, spasme du col, vessie irritable, toute une série de troubles divers, englobant ainsi, avec une regrettable confusion, toutes les variétés de troubles urinaires observés chez les femmes enceintes ou les nouvelles accouchées.

C'est ainsi que Barnes dit que l'irritabilité de la vessie est un symptôme ordinaire au début de la grossesse, dans laquelle il y a antéversion du corps utérin distendu.

Au contraire, V.-J. Playfair (*Transactions of the obstetrical Society of London,* t. XIII, 1871), sous le nom de « irritable bladder, » insiste sur les troubles urinaires survenant dans les derniers mois de la grossesse.

La vessie, dit cet auteur, devient d'une irritabilité excessive qui occasionne de la gêne et des souffrances atroces ; le principal symptôme consiste alors dans la fréquence des besoins d'uriner, quelquefois incessants et accompagnés d'épreintes terribles.

Ces troubles tiendraient à une position fâcheuse du fœtus qui provoquerait des mouvements tumultueux et répétés ; dans les faits observés par Playfair, la dysurie survenait quand le fœtus prenait une position oblique, et cessait quand il avait son grand axe parallèle au grand axe de la matrice.

Aussi pour l'auteur, dans les cas de vessie irritable

observés pendant la grossesse, la cause de la dysurie
tiendrait ordinairement à une position momentané-
ment vicieuse du fœtus, que l'on devra corriger par
des manœuvres externee.

Les faits observés par Barnes, Playfair et autres
peuvent être vrais ainsi que le démontreraient leurs
observations ; mais comme on le voit les auteurs cher-
chent à faire reposer les troubles urinaires sur la compression mécanique que l'utérus gravide exerce sur
la vessie ; tout n'est pas là et nous allons montrer la
grande part que l'on doit réserver aux poussées congestives et inflammatoires, dans la production de troubles urinaires chez les femmes enceintes.

C'est dans le travail d'Eugène Monod inséré dans
les *Annales de gynécologie*, 1880, que nous avons
trouvé le plus de renseignements sur la question que
nous traitons ; cet auteur a eu le mérite d'attirer l'attention sur la production d'une véritable cystite au
cours de la grossesse, de grouper des faits épars et
connus seulement de quelques auteurs.

« Si la cystite, dit cet auteur, a souvent été notée
» dans les accouchements à la suite d'interventions
» plus ou moins longues et pénibles, elle a échappé
» dans le cours de la grossesse normale, de même
» que dans les suites de couches heureuses ; je me
» propose de faire voir qu'il existe toute une catégorie
» d'inflammations vésicales, où les compressions
» locales ne peuvent être mises en cause, et dans la
» pathogénie desquelles on doit faire intervenir les
» connexions si étroites qui existent entre le système
» vasculaire de la vessie et de l'utérus. »

Depuis le travail d'Eugène Monod, bien des observations ont paru sur ce sujet, nous-même en avons recueilli quelques-unes, et la question est venue devant la Société de chirurgie en 1880. Aussi, aujourd'hui, si la cause intime qui produit la cystite embarrasse encore quelques auteurs, le fait de l'existence d'une cystite franche aiguë liée à la grossesse ne peut plus être mis en doute par personne ; exceptons pourtant le docteur Després, qui ne croit pas que la grossesse seule puisse être la cause d'une cystite : « La grossesse, dit le chirurgien de la Charité, » étant un acte physiologique, il n'y a aucune raison » pour qu'elle devienne la cause d'une maladie, à » moins qu'il n'y ait une prédisposition spéciale ; s'il » se produit une cystite, c'est à cette disposition » spéciale et non à la grossesse elle-même qu'il faut » l'attribuer. »

Pourtant les faits sont là, devant lesquels il faut s'incliner, et les observations publiées par Eugène Monod, les faits rapportés par Guyon, Gueniot, Le Dentu et Terrillon dans les bulletins de la Société de chirurgie 1880, doivent entraîner une complète conviction.

Cystite au début de la grossesse.

La cystite aiguë franche, apparaissant dans les premiers temps de la grossesse, est un fait rare, ou du moins l'attention n'étant pas assez portée de ce côté-là, les observations sont encore peu fréquentes ; cependant, Eugène Monod dans les *Annales de gynécologie*, Terrillon dans les *Annales de chirurgie*, ont rapporté plusieurs observations de cystite apparaissant au début de la grossesse ; nous-même en avons observé plusieurs cas.

Sans avoir présenté le moindre trouble dans la miction, sans avoir souffert de dysurie ou de rétention d'urine, on voit un certain nombre de femmes arrivées généralement au deuxième ou troisième mois de la grossesse, se plaindre de douleurs en urinant ; les envies d'uriner deviennent fréquentes, incessantes ; chaque miction est douloureuse, avec épreintes et irradiation dans le bas-ventre ; en outre la pression faite sur le bas-fond de la vessie par le toucher vaginal réveille une vive douleur, et provoque des envies d'uriner ; puis bientôt les urines laissent déposer une couche épaisse de muco-pus, quelquefois un peu de sang ; en un mot, on voit apparaître tous les signes qui constituent la cystite aiguë.

L'apparition d'une cystite dans ces conditions n'a rien qui doive nous étonner, et s'explique aisément si l'on songe à l'énorme afflux sanguin qui se fait du côté de l'utérus au début de la grossesse ; cet afflux sanguin incessant va retentir sur la vessie qui présente avec l'utérus la plus étroite solidarité vasculaire ; nous avons du reste longuement insisté au début de notre travail sur l'importance de ce fait, et nous avons fait voir comment les modifications vasculaires utérines, comment les poussées congestives qui se font aux époques cataméniales et pendant la grossesse peuvent faire sentir leur contre-coup sur la vessie ; la variété des troubles urinaires observés dans ces conditions, leur inégale fréquence ou intensité dépend du plus ou moins de congestion, peut-être aussi du plus ou moins de susceptibilité de la vessie.

« La congestion est-elle modérée, dit Eugène Monod
» dans le travail que nous avons déjà cité, elle ne
» s'accusera par aucun symptôme fonctionnel appré-
» ciable, ou bien la femme n'éprouvera que des
» *envies plus fréquentes d'uriner* ; à un degré plus
» avancé de congestion vésicale, la fréquence s'ac-
» compagne de douleurs pendant la miction, d'une
» véritable *dysurie,* qui peut être accompagnée en fin
» de compte de tous les signes d'une *cystite confir-*
» *mée.* »

Nous n'avons point à décrire les signes de la cystite
qui ne présente ici de particulier que les circonstances
dans lesquelles elle se développe ; nous n'avons point
davantage à étudier si les envies plus fréquentes
d'uriner tiennent à l'excitation directe des muscles
enflammés ou à une action réflexe partie de la muqueuse phlogosée, nous préférons rapporter les trois
observations suivantes qui viennent entièrement confirmer le sujet que nous traitons.

OBSERVATION III (Terrillon).

Bulletin de la Société de chirurgie, 1880.

Il y a sept ans, je fus appelé à soigner une jeune femme
âgée de vingt ans qui se disait enceinte de deux mois et demi
à trois mois ; elle accusait le symptôme suivant :

Envies fréquentes d'uriner, surtout pendant la nuit ; sentiment de chaleur et de brûlure vers la fin de la miction ;
pendant la journée, les envies d'uriner revenaient presque
toutes les heures ; l'urine qui avait séjourné dans un vase
pendant la nuit répandait une odeur assez forte et laissait
déposer un dépôt assez abondant au fond du vase ; état général bon ; la grossesse semble manifeste.

L'examen des parties génitales démontra qu'il n'y avait
aucune trace de vaginite ni d'uréthrite ; l'introduction de la

3

sonde uréthrale n'était douloureuse qu'au niveau du col vésical et sa présence dans la vessie provoquait une sensation très pénible ; l'urine extraite par la sonde était légèrement trouble, et contenait des éléments purulents en abondance d'après l'examen microscopique. Dans le vase existait un dépôt glaireux adhérent, et l'urine répandait une odeur ammoniacale très prononcée. Le toucher permet de constater l'augmentation de volume du corps de l utérus qui n'est pas déplacé.

Après un traitement de quinze jours, qui nécessita l'emploi d'injections vésicales avec de l'eau légèrement alcoolisée, la malade fut complètement guérie.

Trois années après cette première atteinte de cystite, cette jeune femme eut, à la même période d'une seconde grossesse, une affection analogue. Cette fois, cependant, les symptômes furent moins intenses et cédèrent facilement ; la cystite avait duré une quinzaine de jours. Le dépôt muco-purulent avait été léger, mais très manifeste, et les globules de pus y étaient abondants.

OBSERVATION IV (Terrillon).

Bulletin de la Société de chirurgie, 1880.

Une jeune femme de vingt-deux ans, mariée, mère d'un enfant d: deux ans, éprouve vers le troisième mois de sa seconde grossesse des symptômes de cystite : elle n'avait rien éprouvé de semblable pendant sa première grossesse ; les symptômes ne diffèrent pas de ceux rapportés dans l'observation précédente ; l'examen des organes génitaux et du canal de l'urèthre ne laisse découvrir aucune cause apparente de cystite ; l'utérus augmenté de volume occupait sa situation normale. Le col était légèrement ramolli. La douleur était localisée au col de la vessie et à la muqueuse de cet organe lorsqu'on faisait l'exploration avec une sonde.

Les symptômes durèrent une vingtaine de jours et cédèrent aux moyens médicaux ordinaires ; l'accouchement eut lieu à l'époque normale ; elle n'eut à cette époque aucun phénomène de cystite.

Observation V (Cauvy de Béziers).

Société de chirurgie, 1880.

Cystite survenue au début de la grossesse.

Il s'agit d'une femme de vingt et un ans, mariée depuis cinq mois, qui se plaignait de troubles vésicaux survenus dans le cours d'une grossesse datant de deux mois.

Envies fréquentes d'uriner, douleurs sus-pubiennes.

Malgré un traitement rationnel, au bout de quinze jours, les phénomènes se sont accentués; les urines sont devenues troubles et exhalent une odeur ammoniacale assez prononcée.

L'introduction de la sonde provoque une vive douleur au niveau du col vésical ; il n'y a ni uréthrite, ni vaginite ; l'utérus semble dans une bonne situation.

Le repos, la belladone, l'opium sont employés en vain, associés aux bains ; les envies d'uriner deviennent bientôt incessantes et accompagnées d'un ténesme vésical douloureux et durable.

Un mois après le début des accidents, se produit un *avortement*; *dès le lendemain,* tous les accidents vésicaux, vainement combattus, diminuent ; ils cessent au bout de quelques jours.

Quatre mois après cette fausse couche, cette même malade me fait de nouveau appeler pour des troubles légers de la miction, tels que : envies fréquentes d'uriner, douleur assez vive après la miction et douleurs sus-pubiennes, symptômes qu'elle n'a éprouvés en aucune sorte depuis son avortement.

Cette malade se croit de nouveau enceinte de près de deux mois. Les bains émollients, l'opium, le bromure de potassium sont prescrits, et après quinze jours de traitement, tous les accidents cessent.

L'accouchement a lieu à terme.

Nous pourrions rapporter un plus grand nombre d'observations analogues, mais nous nous en tiendrons aux précédentes qui prouvent bien nettement que la grossesse peut par elle-même provoquer dès

le début une cystite franchement aiguë ; quant à
l'action de cette cystite sur les terminaisons de la
grossesse, les faits ne sont pas encore assez nombreux pour démontrer qu'elle peut, par son intensité, provoquer l'avortement ; cependant nous en
avons trouvé quelques exemples.

En résumé, nous voyons des femmes dont la grossesse remonte à deux ou trois mois, qui n'ont jamais
présenté de troubles du côté de la miction, chez lesquelles tout soupçon de blennorrhagie doit être écarté,
nous voyons, disons-nous, ces femmes sans que nous
puissions en préciser le nombre, offrir tous les signes
d'une cystite franche, le plus souvent assez bénigne ;
mais pouvant dans quelques cas, encore mal déterminés, prendre une assez grande intensité pour
favoriser un avortement, sinon le provoquer.

Nous sommes loin ici des phénomènes d'irritabilité
vésicale, de dysurie dont nous avons parlé plus haut,
et il est impossible de rapprocher ces deux ordres de
faits entièrement différents ; dans les premiers ce sont
des phénomènes d'irritabilité réflexe ou de compression légère, dans les seconds ce sont des phénomènes
franchement inflammatoires.

Reste une question, celle de la fréquence de la
cystite au début de la grossesse ; malheureusement
nous ne pouvons rien préciser ; ces faits paraissent rares, mais ils sont encore mal connus ; il est
probable que mieux étudiés, ils paraîtront plus fréquents ; pour l'instant, l'important était d'en signaler
l'existence, et de montrer comment la cystite pouvait
être liée au début de la grossesse.

Cystite à la fin de la grossesse.

Souvent les femmes traversent la première période de leur grossesse sans présenter de trouble de la miction ; ce n'est alors que vers le huitième ou neuvième mois, que ces troubles pourront apparaître ; disons de suite que c'est la période la plus favorable à l'éclosion de ces phénomènes, tant par suite du développement considérable qu'a pris l'utérus, que par suite des modifications qui peuvent alors survenir dans sa situation.

Il est un fait bien certain, c'est qu'à la suite des compressions mécaniques exercées par l'utérus gravide sur la vessie on voit souvent survenir de la rétention d'urine, qui prolongée sera le point de départ d'une cystite ; ces faits sont les plus fréquents, et nous y insisterons quand nous traiterons des troubles de la miction de cause mécanique; pour l'instant nous voulons faire voir que la cystite peut aussi apparaître vers la fin de la grossesse, alors que toute cause mécanique doit être hors de cause.

Nous laissons à chacun le soin d'interpréter ce phénomène à sa façon, qu'on fasse intervenir la longue durée des poussées congestives du côté de la vessie, ou encore la non-évacuation complète de l'urine contenue dans la vessie ; ces deux hypothèses sont admissibles, et il est probable que chez ces femmes, la vessie depuis longtemps irritée et congestionnée devient paresseuse et moins apte à vider entièrement son contenu ; dans ces conditions une cystite peut se montrer, comme le prouvent les observations suivantes :

Observation VI (personnelle).

Cystite à la fin de la grossesse.

La nommée W..., âgée de vingt ans, entre le 28 janvier 1882, salle n° 3, maternité de Cochin.

Toujours d'une bonne santé, n'a jamais présenté de troubles de la miction, même pendant ses règles.

Elle est enceinte pour la première fois depuis le mois de juin 1881 ; grossesse normale, O. I G. A.

Au commencement du septième mois de sa grossesse, sans cause apparente, sans avoir eu de rétention, sans refroidissement appréciable, a été prise de douleurs en urinant ; urinait cinq ou six fois par heure avec douleurs vives surtout à la fin de la miction ; en outre a pissé du sang en assez grande quantité huit jours après le début des accidents.

Entre alors à l'hôpital pour ces accidents ; urine plus de cinquante fois par jour, et goutte à goutte, au prix des plus vives douleurs ; pendant trois semaines ses urines contiennent du sang ; les urines sont troubles et renferment des globules de pus décelés par l'examen microscopique ; pas de réaction ammoniacale, pas de blennorrhagie, ni de vaginite ; l'introduction de la sonde, pratiquée pour la première fois à l'hôpital, réveille de vives douleurs.

Traitement : capsules de thérébentine, injections à l'acide borique. Sous l'influence de ce traitement, un peu d'amélioration ; la malade n'urine plus que toutes les heures avec moins de douleurs et les urines toujours troubles ne renferment plus, le 28 février, de globules purulents.

Nous revoyons la malade le 28 mars ; elle ne souffre plus en urinant, mais les urines laissent encore déposer un léger nuage de mucus ; plus de sang, plus de globules de pus.

Nous perdons de vue la malade, qui sort de l'hôpital avant d'accoucher.

Observation VII (personnelle).

La nommée Dom..., âgée de vingt et un ans, entre à l'hôpital Necker, salle Sainte-Eulalie, n° 10.

Première grossesse il y a trois ans, avec troubles de la

miction sur lesquels la malade ne peut nous donner que des renseignements incomplets.

Elle est enceinte pour la seconde fois ; grossesse normale au huitième mois.

N'a présenté aucun trouble du côté de la miction jusqu'au sixième mois ; à partir de ce moment sont apparues des envies fréquentes d'uriner, trois ou quatre fois par heure, avec sensation de cuisson ; urines rendues en petite quantité à chaque miction, laissent déposer un nuage de mucus, mais pas de sang, ni de globules de pus.

Ces accidents ont duré jusqu'à la fin de la grossesse en augmentant d'intensité au point de vue de la douleur ; une fois accouchée, les douleurs ont cessé, et la malade n'urine plus que toutes les trois heures.

Sort sans présenter aucun trouble du côté de la miction, les urines sont tout à fait claires.

OBSERVATION VIII.

Communiquée par mon excellent collègue Barbe.

La nommée X... entre à l'hôpital Laennec pour des douleurs dans le bas-ventre et des envies incessantes d'uriner se répétant plus de vingt fois par nuit. Pas de rétention d'urine antérieure.

On sonde la malade ; au prix de vives douleurs, on retire quelques cuillerées d'urine trouble, à odeur ammoniacale, renfermant un peu de sang et des globules de pus comme le démontre l'examen chimique et microscopique.

Au toucher, col très haut, dévié à droite, mou, entr'ouvert ; souffle vasculaire ; on ne perçoit pas les bruits du cœur du fœtus.

Traitement : capsules de thérébentine, lavages de la vessie avec solution d'acide borique ; ces lavages sont très douloureux, et suivis d'hématurie.

On supprime les lavages dans la vessie par suite de l'apparition de symptômes graves qui font penser à un début de de pelvi-péritonite.

Huit jours après le début de ces accidents, la malade accouche à cinq heures du matin. Accouchement et délivrance sans accident.

Le fœtus, du poids de 770 grammes, d'une longueur de 34 centimètres, ne vit qu'une demi-heure.

Une heure après, la malade urine seule abondamment ; puis les mictions deviennent faciles et non douloureuses ; les urines louches laissent encore déposer un léger dépôt de mucus, mais n'ont plus l'odeur ammoniacale.

La malade sort guérie sans que l'observation relate la date de la guérison.

Comme conclusion, nous dirons que vers la fin de la grossesse chez certaines femmes *qui n'ont présenté jusqu'alors aucun trouble du côté de la miction,* on pourra observer des cystites franchement aiguës, dont la *disparition dans les jours qui suivent l'accouchement* doit faire admettre un rapport de cause à effet, et non point une simple coïncidence.

Cystite après la grossesse ou cystite post partum.

Tous les auteurs qui traitent de la pathologie urinaire ou de l'obstétrique, signalent les troubles urinaires multiples qui suivent si souvent l'accouchement, tels que dysurie plus ou moins intense, rétention d'urine plus ou moins complète et plus ou moins longue, incontinence plus ou moins persistante; quelques-uns signalent également les inflammations aiguës qui peuvent alors se montrer du côté de la vessie, mais en font remonter la cause, soit à des compressions mécaniques durant un travail prolongé, soit encore aux interventions opératoires qu'exige un accouchement difficile.

Notre dessein n'est point de traiter ici ces troubles urinaires d'ordre mécanique, pas plus que ces cystites

traumatiques, comme les a appelées Hervieux, mais
bien de faire voir qu'à la suite d'un accouchement
naturel, facile, on peut observer de véritables cystites chez des femmes qui n'ont présenté durant leur
grossesse aucun trouble du côté de la miction.

Ces faits peut-être peu fréquents, mais en tout cas
mal connus, surtout dans leur pathogénie, ont été
signalés en premier lieu par Hervieux dans son *Traité
des maladies des femmes;* plus récemment Eugène
Monod, dans une étude sur la cystite chez la femme
(*Annales de gynécologie*, 1880) est revenu sur ces faits,
en démontrant par de nombreuses observations que la
cystite pouvait suivre un accouchement normal et
naturel ; il décrit cette cystite sous le nom de cystite
post-puerpérale, expression que nous croyons mau-
vaise et que nous rejetons, préférant celle de *cystite
post partum* qui répond exactement aux conditions
dans lesquelles cette affection apparaît.

Ces cystites se développent dans les premières
semaines qui suivent une fausse couche ou un accouchement normal, mais ne doivent en aucun cas être
rapportées à des manœuvres obstétricales ou à des
compressions ayant amené primitivement de la rétention d'urine ; il est bien certain que les traumatismes
consécutifs à des interventions ou les rétentions
d'urine du fait de la compression de la vessie par
la tête du fœtus sont souvent suivis de phénomènes
inflammatoires du côté de la vessie, mais ces causes
ne doivent point être incriminées seules comme l'a
prétendu l'auteur d'une thèse sur ce sujet (Mons.
De la cystite dans la grossesse et l'accouchement,
thèse, 1877) ; il faut encore ajouter la *puerpéralité*, qui

amène la femme sur un terrain spécial, en favorisant chez elle l'apparition de phénomènes *inflammatoires et infectieux*. Nous discuterons tout à l'heure les différentes assertions que les auteurs ont formulées pour expliquer la pathogénie de ces cystites ; mais faisons remarquer de suite qu'elles peuvent suivre une fausse couche dans laquelle on ne devra faire intervenir ni traumatisme, ni compression mécanique ; là encore, c'est une affaire de terrain.

Observation IX (Eug. Monod).

Annales de gynécologie, 1880.

Bertrand, Aimée, âgée de vingt et un ans, entre le 7 mai 1879 dans le service du professeur Guyon.

Pas d'hystérie, menstruation régulière ; point de phénomènes vésicaux antérieurs.

Il y a trois mois devint pour la première fois enceinte ; rien à noter les deux premiers mois de la grossesse.

Il y a un mois, à la suite d'une vive contrariété, elle est prise d'une perte abondante ; rentrée chez elle, elle continue de perdre pendant douze jours consécutifs ; elle nous apprend qu'elle a rendu des caillots en grand nombre.

Presque en même temps surviennent de vives douleurs en urinant ; la douleur était surtout vive à la fin de la miction ; les envies étaient extrêmement fréquentes ; elle urinait toutes les cinq minutes et seulement quelques gouttes à la fois, la nuit aussi bien que le jour ; enfin elle nous apprend que son urine était trouble et renfermait des flocons blancs en abondance.

Ces symptômes ont *diminué d'intensité depuis que les pertes ont cessé,* c'est-à-dire depuis une quinzaine ; la fréquence et la douleur des mictions étaient moindres ; cependant la persistance de ce symptôme décida la malade à aller consulter le docteur Budin qui l'adressa à l'hôpital Necker.

Au moment de son entrée, elle n'urine plus que six à huit fois par jour, deux à trois fois par nuit.

Les urines renferment un *dépôt muco-purulent* peu abondant ; la malade souffre toujours à la fin de la miction ; la palpation abdominale est douloureuse lorsqu'on exerce une pression à la partie moyenne de la région hypogastrique ; à l'examen des organes génitaux on ne constate ni vaginite, ni uréthrite ; utérus libre, non devié ; orifice du col refermé ; on provoque une douleur vive lorsque le doigt appliqué le long de la paroi supérieure du vagin vient à presser sur la face inférieure de la vessie.

Repos au lit, cataplasmes, boissons émollientes.

La malade demande sa sortie au bout de quinze jours ; il reste un peu de fréquence de la miction et un léger dépôt dans les urines, mais les phénomènes douloureux ont disparu.

Observation X.

New-York médical Record, mai 1878.

Miss L..., âgée de trente-trois ans, est prise d'une attaque de cystite aiguë après un avortement au troisième mois ; douleurs vives avec sensation de brûlure pendant la miction, urines chargées de muco-pus et de sang ; état général alarmant.

Différents traitements sont employés successivement, mais sans succès ; le symptôme le plus pénible pour la malade consiste dans la grande fréquence de la miction ; elle est obligée de se lever toutes les heures, pendant la nuit, et n'urine que quelques gouttes à la fois ; le passage de la sonde provoque les plus vives souffrances.

Le professeur Harvey se décide à pratiquer la dilatation forcée de l'urèthre à deux reprises différentes ; à la suite de la seconde dilatation, un soulagement immédiat s'ensuivit, et la malade marcha dès lors vers une complète guérison.

Nous avons cru devoir rapporter cette observation qui nous a paru intéressante, mais le mode de traitement employé pour arriver à la guérison doit nous faire faire quelques restrictions, et nous nous demandons si l'on n'a point eu affaire ici à l'affection que quelques auteurs ont décrite sous le nom de *fissure du col* de la vessie, et qui pourrait également survenir à la suite d'un accouchement, comme tendraient à le démontrer les observations suivantes rapportées par Guéneau de Mussy, Voillemier et Spiegelberg.

OBSERVATION XI (Guéneau de Mussy).

Gazette des Hôpitaux, 1868.

Il s'agit d'une femme accouchée depuis deux mois ; elle éprouvait une sensation de cuisson toutes les fois qu'elle urinait; l'affection s'aggrava ; au bout de quatre semaines la miction devint très douloureuse et très fréquente, la malade même parfois ne pouvait retenir ses urines qui s'échappaient par un petit jet subit parfois interrompu ; elle éprouvait en même temps une douleur légère d'abord, mais qui devenait atroce à la fin de la miction et se prolongeait un quart d'heure après ; l'urine était mélangée de sang et de muco-pus ; au microscope, on trouve des globules sanguins et des leucocytes dans l'urine retirée avec la sonde.

A l'examen, point de polypes, de corps étranger, ni de calcul.

A la suite d'injections au nitrate d'argent, la malade fut guérie.

Voillemier rapporte le fait suivant :

Une femme jeune et accouchée depuis deux mois éprouvait de la difficulté et de la douleur à chaque miction ; la difficulté et la douleur qui accompagnaient l'émission de l'urine avaient pour origine l'époque même de l'accouchement qui avait été très laborieux ; la tête du fœtus était restée longtemps au passage et avait dû presser fortement sur le col de la vessie et l'urèthre ; il y avait eu presque aussitôt de la dysurie et parfois même on avait été obligé de sonder la malade ; cet état, d'abord tolérable, s'aggrava avec la quatrième

semaine. Parfois le jet d'urine s'échappait involontairement et par saccade brusque ; d'autre part la miction
n'était pas plus fréquente, mais toujours elle était douloureuse et atroce, même au moment de l'émission
des dernières gouttes ; l'urine aussi était troublée et
contenait du sang et des leucocytes ; après avoir éli-
miné l'hypothèse d'une maladie calculeuse que ne
confirmait pas le cathétérisme, M. Guéneau de Mussy
s'arrêta à ce diagnostic : cystite du col avec uréthrite
d'origine traumatique causée par l'accouchement.

Voillemier, consulté, diagnostiqua une fissure du
col vésical, affection dont il venait de voir un exemple
chez une femme récemment accouchée. Le cas était
en tout semblable à celui de la malade de M. Guéneau
de Mussy ; on avait pensé d'abord à un polype du col
de la vessie, mais la sonde ne constata rien de semblable.

Agissant, dès lors, par analogie, comme s'il eût devant lui une fissure anale, Voillemier chloroforma la
malade et introduisant jusque dans la vessie une pince
à branches longues et minces, il la retira en la tenant
avec force mi-ouverte et pratiqua ainsi la dilatation
forcée ; la malade guérit, ainsi que celle de M. Guéneau
de Mussy. Mais cette dernière ne fut soumise qu'aux
injections au nitrate d'argent.

Un auteur allemand, Spiegelberg, est plus affirmatif
encore et rapporte deux observations de fissure du
col de la vessie établie anatomiquement :

OBSERVATION XII (Spiegelberg, Berlin).

Klin. Wochens, 19 avril 1875.

Malade âgée de vingt-quatre ans, souffrant depuis le 1ᵉʳ jour d'un accouchement naturel ; douleurs en urinant apparues d'abord à d'assez longs intervalles, devenues depuis six mois beaucoup plus pénibles ; aucun traitement ne peut amener de soulagement.

En moyenne, chaque demi-heure, la femme était obligée d'uriner au prix des douleurs les plus vives ; parfois le jet de la miction se trouve interrompu ou a lieu par saccades. Rien du côté de l'utérus ; urines claires et limpides, sauf à la fin de la miction où elles se troublaient un peu : cathétérisme très douloureux, un peu de sang ; pas de calcul ; restait l'hypothèse de petits polypes dans la partie supérieure de l'urèthre.

On introduisit dans l'urèthre un dilatateur ; pas trace de polypes ; dès le lendemain, amélioration ; moins de ténesme ; deux jours après, dilatation encore plus forte avec l'instrument de Busch, puis introduction profonde dans l'urèthre du spéculum intra-utérin de Jobert ; on aperçoit alors à la partie la plus supérieure, du côté gauche, une plaie, longue d'environ 1 cent. 1/2, paraissant granuleuse et ne saignant pas ; elle n'était donc pas récente ; cautérisation avec la pierre infernale.

A la suite de ce traitement, les besoins d'uriner deviennent de moins en moins fréquents, les douleurs cessent au bout de cinq jours et la malade se trouva guérie.

Nous devions insister sur ces faits un peu en dehors de notre sujet pour bien faire voir que dans certains cas, les troubles de la miction pourraient être rapportés à une autre cause qu'à une cystite ; mais dans les observations suivantes empruntées au travail d'Eugène Monod, il faut admettre l'existence d'une cystite franche aiguë ; du reste ces faits sont connus et signalés par un grand nombre d'auteurs qui ne diffèrent que par l'interprétation que l'on doit en donner.

Parmi les observations que nous trouvons dans le travail d'Eugène Monod, quelques-unes, que nous rapportons, nous ont paru démonstratives, d'autres ont laissé des doutes dans notre esprit, tant à cause de l'apparition des symptômes vésicaux longtemps après l'accouchement (de six semaines à trois mois) que par leur étiologie qui paraît dans certains cas devoir être rapportée manifestement au froid ; qu'à la suite d'un accouchement, les femmes soient plus sensibles au froid, que leurs vessies soient plus susceptibles, en imminence d'inflammation au moindre refroidissement, c'est possible, mais ici nous voulons montrer comment la puerpéralité peut se manifester par des inflammations portant sur la vessie.

Observation XIII (Eug. Monod).

Annales de gynécologie, 1880.

Mov.., Marie, entre le 6 février 1879 à l'hôpital Necker.

Rien dans les antécédents ; réglée à dix-sept ans, elle a toujours joui d'une bonne santé ; à dix-neuf ans elle fit une fausse couche de cinq mois ; pas de suite.

Elle redevint enceinte l'année dernière. La grossesse suivit un cours régulier, aucun trouble de la miction ne survint pendant cette période ; l'accouchement, qui eut lieu le 1er janvier 1879, fut des *plus faciles*, les douleurs ne durèrent qu'une heure.

Trois jours après l'accouchement, survient une rétention d'urine qui nécessite *le cathétérisme :* on ne dut recourir qu'une seule fois à cette manœuvre ; dès le lendemain le cours des urines était rétabli ; plus de symptômes vésicaux ; la malade sort alors de l'hôpital, mais rentre le 8 février pour un abcès superficiel du sein gauche : deux jours après son entrée, elle ressent en urinant des picotements au col de la vessie ; la douleur pendant la miction augmentant, elle se décide à s'en plaindre à nous le 10 février.

L'urine est trouble et laisse déposer une couche d'aspect purulent ; pour éviter toute cause d'erreur, la malade ayant des pertes blanches depuis son accouchement, nous sondons la malade ; la sonde, dont le passage est peu douloureux, retire une petite quantité d'urine trouble laissant déposer par le repos un dépôt manifestement muco-purulent.

Le 12, les douleurs en urinant sont très vives ; la fin de la · miction s'accompagne d'une sensation de cuisson très pénible ; les envies sont fréquentes ; douze mictions, la nuit dernière. M. Guyon prescrit des instillations au nitrate d'argent au 25ᵉ.

Grande amélioration dès la seconde instillation ; retour des accidents aigus ; on fait successivement deux applications de sangsues sur le col de l'utérus.

Le dépôt dans les urines persiste ; la malade est obligée de se lever plusieurs fois dans la nuit pour uriner.

On reprend les instillations au nitrate d'argent ; le soir même, les mictions sont moins fréquentes et moins douloureuses.

On continue ce traitement pendant une huitaine de jours ; l'amélioration est très réelle, cependant il y a toujours des mictions un peu fréquentes, accompagnées d'une sensation douloureuse ; les urines présentent encore un léger dépôt.

La malade va au Vésinet vers la fin de mars.

OBSERVATION XIV (même auteur).

Une jeune femme primipare et récemment accouchée se présente à la consultation de l'hôpital Necker vers la fin d'août 1877.

Depuis son accouchement qui a été *parfaitement naturel*, elle se plaint d'avoir des mictions fréquentes et douloureuses ; elle a eu à différentes reprises des hématuries abondantes ; le sang se montre surtout à la fin de la miction ; le symptôme douleur est excessif et l'on pourrait se demander s'il ne s'agit pas d'une fissure du col, si la fréquence de l'hématurie, la présence du pus dans l'urine n'autorisaient pleinement à établir le diagnostic de cystite.

Pas de vaginite ni d'uréthrite ; la malade soumise aux instillations de nitrate d'argent fut guérie à la fin de septembre.

Observation XV (même auteur).

C..., Ernestine, âgée de vingt ans, entre le 27 août dans le service de M. Blachez, à Necker ; cette femme a eu un premier accouchement naturel il y a trois ans ; rien à noter dans les suites de couche.

Elle accouche pour la deuxième fois le 28 juillet 1879 ; l'accouchement fut parfaitement naturel et particulièrement facile, puisque les douleurs ne durèrent que deux heures et que l'enfant était petit ; elle se lève au bout de trois jours ; l'écoulement lochial s'arrête et le lendemain apparaissent des douleurs dans la fosse iliaque ; garde le lit depuis trois semaines.

La veille de son entrée à l'hôpital, elle a commmencé à ressentir des douleurs vives en urinant, surtout à la fin de la miction ; cette douleur est assez vive par moment pour arracher des cris à la malade ; la miction n'est pas très fréquente ; les urines laissent déposer une légère couche de muco-pus.

Au toucher, rien dans les culs-de-sac du vagin, douleur vive en pressant avec le doigt sur la face inférieure de la vessie.

La malade quitte l'hôpital au bout de quinze jours après un traitement simple ; le symptôme douleur a disparu presque complètement ; les urines renferment toujours un léger dépôt.

Dans ces trois observations, nous sommres bien en présence d'une véritable cystite survenant quelques jours après l'accouchement, mais comment expliquer l'apparition de cette affection dans ces conditions.

A ce sujet Hervieux, dans son *Traité sur les maladies des femmes,* après avoir rappelé que c'est surtout aux pressions exercées sur la vessie qu'on attribue l'apparition de la cystite chez les accouchées, ajoute :

« Si l'action compressante n'a pas été trop intense,
» je dis qu'elle n'est pas seule responsable des lésions

» plus ou moins considérables que l'autopsie révèle
» sur la muqueuse vésicale de quelques femmes en
» couches. Le nombre des accouchées qui, dans mon
» service de la maternité, sont atteintes de cystites,
» est relativement assez considérable.... Lorsque
» l'accouchement a été facile et naturel, la cause
» mécanique ne peut plus être invoquée en tant que
» cause déterminante ; il n'y a d'admissible que *l'ac-*
» *tion spécifique d'un principe toxique.* »

Ce principe toxique serait le poison puerpéral
dont le développement se trouve favorisé par l'encom-
brement, la malpropreté, la contagion ; et la preuve
que la cystite qui se développe dans ces conditions
est vraiment de nature toxique, c'est que souvent on
la voit coïncider avec d'autre lésions qui relèvent de
l'infection puerpérale comme la phlébite utérine,
la lymphangite, etc.

Déjà Beker dans une de ses cliniques avait rapporté
un cas analogue de cystite *post partum* qui coïncidait
comme l'a démontré l'autopsie, avec une phlébite
du plexus pampiniforme, et des abcès multiples des
reins.

Il est bien certain que ces faits existent, mais ils
doivent être rares, aujourd'hui surtout que dans les
services d'accouchements toutes les précautions
d'isolement et de propreté sont prises pour se mettre
à l'abri des accidents puerpéraux.

Aussi certains auteurs, tout en admettant l'existence d'une cystite infectieuse *post partum*, croient
plutôt y voir un fait de contagion, d'infection locale,
et incriminent la fétidité des lochies qui viennent
contaminer le méat urinaire ; cette contagion, sorte

d'inoculation, serait surtout favorisée par la sonde à laquelle on doit si souvent avoir recours dans les jours qui suivent l'accouchement.

Olshausen (*Beïtrage für Geburtshülfe und Gyneko-logie*, Berlin, 1873, t. II, fasc. 2), Kaltenbach (*Archiv. für Gynekologie*, t. III) mentionnent le rôle de la sonde dans l'apparition des cystites qui suivent l'accouche-ment, et insistent sur les précautions que l'on doit prendre chaque fois que l'on devra sonder une ac-couchée.

Enfin, plus récemment, Chamberlain (*The relation of the urinary organito-puerpéral diseases. Americ Journal of obstetrics*, New-York) revenant sur ces faits, dit que *chez les accouchées,* la sonde peut, si on ne prend pas les précautions nécessaires, transporter dans la vessie des matières infectieuses provenant des lochies, des sécrétions vaginales, du pus provenant des ulcérations du vagin.

Ce sont les mêmes idées que nous trouvons expri-mées par Schwaz (*The etiology of puerpéral Cystitis*, 26 novembre 1879).

La cystite chez les femmes en couche, dit cet au-teur, provient *par infection ;* les blessures faites par la parturition, pas plus que le cathétérisme pendant la grossesse, ne peuvent amener la cystite. Il faut égale-ment écarter la rétention d'urine que n'amène jamais la décomposition des urines ? Si bien qu'on doit rappor-ter la cause des cystites soit à l'introduction directe dans la vessie de matières septiques par le cathéter, soit à l'extension spontanée à la muqueuse vésicale des processus inflammatoires voisins

Sur trente-deux cas de cystite observée chez cent

femmes en couches dans la clinique des sages-femmes à Halle dans les années 1868 à 1875, la plupart du temps, la maladie est venue de l'introduction directe de matières infectieuses par le cathéter dans la vessie ; de ces trente-deux cas de cystite puerpérale (vingt cas simples, douze compliqués de pyélo-néphrite), deux seulement provenaient de l'extension de l'inflammation des parties voisines, les trente autres résultaient de matières septiques introduites dans la vessie par le cathéter ; aussi la cystite n'affecte-t-elle pas spécialement les femmes accouchées péniblement, douloureusement, mais celles qui ont été cathétérisées.

On ne saurait, conclut l'auteur, prendre trop de précautions, et on sera à l'abri de pareils accidents, en évitant surtout l'entrée de l'air dans la vessie ; à cet effet on introduira toujours chez *une accouchée* le cathéter rempli de solution phéniquée ; depuis 1875, ces précautions antiseptiques sont observées à la clinique des sages-femmes de Halle, et la cystite *post partum* y est devenue très rare.

Ces faits, croyons-nous, sont péremptoires et nous démontrent comment une cystite toxique, infectieuse peut apparaître après l'accouchement qui crée pour la femme un terrain spécial. Ce qui viendrait confirmer cette manière de voir, c'est que dans certains cas ces cystites peuvent coïncider avec des lésions suppurées diverses relevant de l'infection puerpérale, et revêtir des caractères de gravité et de malignité extraordinaires ; on pourra alors se trouver en présence de l'affection décrite par quelques auteurs sous le nom de cystite pseudo-membraneuse que l'on devrait considérer comme une lésion secondaire dans le cours des accidents puerpéraux ; dans ces cas, les fausses membranes trouvées dans la vessie seraient formées par des exsudats fibrineux ; plus ou moins étendues, tantôt fermes, tantôt molles, ces fausses membranes sont formées de fibrine souvent infiltrée de sang, de pus, laissant au-dessous d'elles la muqueuse vésicale ordinairement ulcérée, escharifiée ; cette cystite du reste n'aurait rien de spécial à la puerpéralité, et pourrait s'observer dans les autres maladies infectieuses comme la scarlatine maligne, le typhus, etc.

Nous n'insisterons pas davantage sur ces faits rares et encore mal déterminés ; ajoutons cependant en terminant que cette *cystite pseudo-membraneuse post partum* serait, pour quelques auteurs, différente d'une autre variété de cystite pseudo-membraneuse, observée dans le cours de la grossesse ; cette dernière se montrerait à la *suite d'une rétention d'urine* prolongée, et les fausses membranes seraient dues à l'exfoliation partielle, quelquefois totale de la muqueuse vésicale plus ou moins gangrenée, et entraînant parfois une partie de la couche musculaire sous-jacente.

Nous reviendrons du reste sur ces faits quand nous traiterons de la rétention d'urine.

En résumé nous croyons que les troubles urinaires observés après l'accouchement reconnaissent des causes multiples ; si dans certains cas on doit admettre un traumatisme, un refroidissement, peut-être même une fissure du col vésical, dans beaucoup d'autres, au contraire, il faudra reconnaître une inflammation vésicale, quelquefois une manifestation de la puerpéralité, que la cystite devienne toxique par l'action des lochies fétides ou celle d'un cathéter malpropre.

TROUBLES DE LA MICTION DE CAUSE MÉCANIQUE.

Rétention d'urine dans la grossesse.

Jusqu'ici, nous n'avons étudié que les troubles de la miction d'ordre inflammatoire ; dans le chapitre qui va suivre, nous nous proposons, au contraire, de passer en revue les troubles de la miction que l'on devra rapporter à des causes mécaniques agissant pendant la grossesse ou après l'accouchement.

Nous ne décrirons pas les troubles urinaires que l'on observe si souvent dans les cas de dystocie ni ceux qui suivent un traumatisme ou une intervention opératoire que nécessite un accouchement laborieux ; ces faits nous entraîneraient trop loin, et ne rentrent pas dans notre sujet, car les modifications survenues du côté de l'utérus n'ont rien à faire dans la production de ces accidents ; nous dirons seulement qu'à la suite de compressions par la tête du fœtus sur la vessie on observe assez souvent des eschares, qui à leur chute amènent des fistules, variables quant à leur siège et quant à leur étendue ; nous n'aurions même point parlé de ces faits, si dans certains cas spéciaux, la *rétroversion* de l'utérus gravide ne pouvait entraîner de pareils accidents ; ici, nous avons affaire à des troubles de la miction en rapport avec des modifications dans la *situation* de l'organe de la gestation, tandis que les modifications physiologiques ou pathologiques de l'utérus n'entrent pour rien dans la production des différentes variétés de *fistules qui suivent l'accouchement.*

La rétention d'urine se montrant dans le cours

d'une grossesse normale n'est point un fait rare, et a été signalée par tous les auteurs qui traitent de l'obstétrique ou de la pathologie urinaire.

Ce fait du reste n'a rien de surprenant lorsqu'on songe aux connexions et aux rapports de l'utérus avec la vessie ; aussi chez la femme grosse, comme le recommande Barnes, doit-on toujours examiner l'état de l'utérus lorsqu'on se trouve en présence de troubles de la miction.

Il faut savoir en outre que, si par le fait seul du développement de l'utérus gravide on peut observer de la rétention d'urine, cette affection se montrera plus souvent encore par le fait des déplacements qui peuvent survenir du côté de l'utérus, surtout si, occupant l'excavation du petit bassin, il continue de s'y développer.

En effet par suite des modifications apportées dans la situation de l'utérus, le col s'appliquant plus ou moins contre le canal de l'urèthre, causera des mictions plus ou moins difficiles, parfois complètement impossibles ; suivant alors que l'urine s'écoulera goutte à goutte, avec difficulté, ou pas du tout, on se trouvera en présence de la strangurie, de la dysurie ou de l'ischurie des femmes enceintes, variété d'expressions qui marquent le degré variable des obstacles apportés dans l'excrétion des urines.

Notre intention n'est point de retracer ici le tableau de la rétention d'urine si bien décrite dans les traités classiques, nous ferons seulement voir comment cette affection, venant compliquer une grossesse, pourra passer inaperçue, ou donner lieu à des causes d'erreur souvent funestes; nous étudierons enfin le rôle considérable que l'on devra faire jouer aux renversements en arrière de l'utérus gravide, dans la pathogénie de cet accident, qui pourra amener une cystite plus ou moins grave, avec gangrène et exfoliation de la tunique muqueuse vésicale, quelquefois une rupture de la vessie.

D'une façon générale, disons de suite qu'en principe on devra toujours s'enquérir de la régularité de la miction chez toute femme grosse ; à cet effet il ne faudra pas se contenter de savoir si la femme urine facilement, mais encore faudra-t-il s'assurer par soi-même de *l'état de la vessie,* de son *plus ou moins de distension ;* c'est pour ne point avoir suivi ce principe que bien des médecins ont eu à regretter l'apparition de graves accidents, fort rares aujourd'hui que l'attention s'est portée de ce côté-là.

Combien de fois en effet les malades *urinant par regorgement,* la rétention a-t-elle passé inaperçue ou prise pour une incontinence d'urine, d'autant plus que chez certaines femmes dont les parois abdominales sont molles et extensibles du fait de grossesses antérieures, la rétention d'urine peut se faire d'une façon *indolente ;* dans ces conditions, il y a diminution du besoin d'uriner, et la distension de la vessie ne provoque pas par action réflexe la contraction des fibres musculaires. Notre collègue Broussin a rapporté, dans les *Archives de médecine de* 1881, une observation du Dr Larmande dans laquelle la malade pissait par regorgement depuis un mois.

Observation XVI (D. Larmande).

Archives de Médecine, 1881.

Le 7 avril 1881, je suis appelé auprès de Mme M..., ayant eu six enfants ; elle me raconte qu'elle a des douleurs dans le ventre, lequel augmente de volume depuis un mois ; les règles *manquent depuis trois mois ;* elle *urine souvent ;* j'examine le ventre, et je trouve une tumeur ovoïde remontant jusqu'à trois travers de doigt au-dessus de l'ombilic ; cette tumeur *rapidement formée dure depuis un mois ;* M. le professeur Duploy consulté diagnostique : Rétroflexion, grossesse de trois mois, rétention d'urine.

On sonda la malade et on fit la réduction de l'utérus rétrofléchi ; le lendemain la malade urine facilement, mais la vessie n'est cependant pas complètement vidée ; il doit rester un certain degré de parésie des fibres musculaires.

L'accouchement suivit sa marche naturelle.

La rétention d'urine, lorsqu'elle est incomplète ou que la miction se fait par regorgement, peut donc passer inaperçue, au moins pour les malades, qui pissent souvent et goutte à goutte ; bientôt les malades perdent le besoin d'uriner, la sensation du réflexe du sphincter vésical ; comme le fait remarquer Barnes, la perte de ce réflexe est une grande présomption en faveur d'une rétention ; lorsque la malade, dit cet auteur, ne se sent pas pisser, ou qu'elle pisse sans avoir besoin, on peut être à peu près sûr qu'on est en face d'une rétention d'urine.

Quoi qu'il en soit, avec un peu d'attention on reconnaîtra facilement la rétention d'urine, surtout en tenant le plus grand compte des circonstances dans lesquelles se sont montrés les troubles urinaires chez une femme grosse ; le plus souvent assez rapidement, quelquefois tout d'un coup, la femme est prise de violentes envies d'uriner, avec ténesme ; les efforts n'amènent l'expulsion que de quelques gouttes d'urine ; bientôt le ventre se tend, il y a de la pesanteur au périnée ; le *développement du ventre* est *rapide* et l'on constate la présence d'une tumeur de forme et de consistance spéciales ; elle fait une saillie, elle *pointe* au niveau de l'ombilic plus que l'utérus ; cette tumeur est fluctuante, ce qui permet de ne pas la confondre avec l'utérus gravide : cependant quelquefois, surtout si la tension vésicale est trop considérable, la fluctuation peut ne pas être manifeste, ce qui rendrait la confusion possible. Enfin cette tumeur est mate, et la matité peut s'étendre parfois jusqu'au delà de l'ombilic, sans changer par les différentes positions que l'on donne à la malade. Pourrait-on confondre l'incontinence par regorgement avec l'hydrorrhée ? cela nous paraît difficile si l'on se rappelle que dans les cas d'hydrorrhée, le liquide sort par jet, et non point goutte à goutte ; de plus il a les caractères du liquide amniotique, et non de l'urine.

Le cathétérisme qui doit toujours être fait avant tout examen vaginal viendra en fin de compte lever les doutes qui pourront subsister dans l'esprit ; disons cependant que parfois par suite de la déviation du méat urinaire, des changements dans la courbure de l'urèthre, de la présence d'un œdème énorme des organes génitaux externes, le cathétérisme pourra être sinon impossible du moins très difficile ; dans ces cas on devra se servir d'une sonde d'homme en gomme élastique.

Cependant avec toutes ces précautions, le cathétérisme pourra encore induire en erreur, et ne point révéler la présence d'une rétention d'urine.

L'observation suivante de Luschka est des plus intéressantes et des plus instructives ; elle nous montre
comment la sonde peut donner, dans des cas excep-
tionnels, il est vrai, un résultat négatif.

Observation XVII (Luschka).

Virchow's archiv. für pathol. anal., 1854, t. III.

Femme de vingt-six ans, morte au troisième mois de sa
grossesse ; depuis trois semaines, la malade avait une rétention d'urine que l'on essaya en vain de combattre par le
cathétérisme ; l'état était si grave qu'on fit la ponction vésicale ; l'urine fut évacuée, mais la malade mourut dans un
état typhoïde au bout de douze jours.

Autopsie. — L'utérus renfermait un fœtus de trois mois
et ne présentait aucune trace de lésion. En ouvrant la vessie,
on la trouva distendue par un liquide purulent sale et par une
poche close de toutes parts ; la vessie était dépourvue dans
son intérieur de membrane muqueuse ; on voyait presque
partout la tunique musculaire à nu, *l'orifice interne de l'urèthre était bouché,* le sac contenu dans l'intérieur de la vessie présentait à l'état frais et à l'œil nu une coloration d'un
gris jaunâtre sans structure ; sa surface externe était parse-
mée de petites villosités ; dans un point on retrouvait l'ouverture faite par le trocart lors de la ponction vésicale.

La surface interne du sac était par places lisse et d'une
couleur gris sale, ailleurs elle était recouverte par un dépôt
d'acide urique.

C'était *dans l'intérieur du sac qu'était renfermée l'urine ;*
la sonde introduite par l'urèthre s'engageait entre la tunique
musculaire de la vessie et la paroi du sac, aussi *ne put-on
par ce moyen évacuer l'urine.*

L'examen histologique de la paroi fit reconnaître la présence des éléments de la muqueuse vésicale qui avait été dé-
collée dans toute son étendue, probablement par l'épanchement d'une exsudation dans l'épaisseur du tissu cellulaire
sous-muqueux, entraînant alors un trouble de nutrition.

C'est là une cause toute exceptionnelle de rétention d'urine,

et de nature à induire en erreur ; en effet l'absence d'écoulement de l'urine par la sonde introduite dans l'urèthre
devait faire rejeter l'idée d'une collection liquide contenue dans la vessie et pouvait faire croire à l'existence d'un
kyste situé dans le voisinage du réservoir urinaire.

Enfin il est une autre cause d'erreur que nous devons signaler comme pouvant empêcher de reconnaître une rétention d'urine, nous voulons parler de la
distension de l'utérus au delà de sa limite physiologique dans les cas d'hydramnios, qui empêche complètement d'apprécier la situation et l'état de la vessie ;
dans ces cas, par le cathétérisme, on videra la vessie,
et il sera alors facile de reconnaître que la distension
de l'abdomen tient à un développement excessif de
l'utérus.

En résumé, dans le cours de la grossesse, on reconnaîtra le plus souvent l'existence de la rétention
d'urine à l'apparition de troubles urinaires coïncidant
avec un *développement rapide* du ventre ; dans tous les
cas on devra pratiquer le cathétérisme qui viendra
lever tous les doutes.

Mais que devient la rétention d'urine qui s'établit
dans le cours de la grossesse ? Tout dépend de son
mode de production, de sa cause ; si elle est le fait
d'une légère compression temporaire, d'une poussée
inflammatoire sur le col vésical, elle peut disparaître
assez vite sans causer de grands désordres, mais souvent sa cause, à moins d'intervention, persiste, et l'on
voit apparaître tous les signes d'une *cystite,* quelquefois grave et pouvant se terminer par *gangrène de la
muqueuse* vésicale, quelquefois par *rupture* du réservoir urinaire.

Mons, dans sa thèse sur la cystite dans la grossesse et l'accouchement, fait jouer le plus grand rôle à la rétention d'urine comme cause de cystite ; le fait est certain, mais nous savons qu'en dehors de toute rétention, la grossesse et la parturition peuvent par elles-mêmes causer des cystites.

Ne faudrait-il point incriminer le cathétérisme (nous ne disons pas la sonde) dans l'apparition de la cystite qui suit la rétention, et voir ici le phénomène qui se produit lorsque l'on sonde des prostatiques qui pissent par regorgement, et dont la vessie est pleine ?

Le professeur Guyon, on le sait, appelle l'attention sur les dangers qu'il y a à vider *en une seule fois les vessies très distendues ;* les prostatiques qui pissent par regorgement, dont la vessie est distendue, sont souvent peu malades, mais il suffit de vider leur vessie pour amener des phénomènes de cystite très intense ; dans ces conditions, il est permis de croire que le riche réseau veineux de la vessie n'étant plus comprimé par l'urine, il s'y fait un énorme afflux sanguin, qui sert de coup de fouet à la poussée inflammatoire ; il y aurait là une sorte d'inflammation *ex vacuo.*

Nous sommes tout disposés à admettré qu'il se passe un phénomène semblable chez les femmes enceintes chez lesquelles la rétention d'urine a nécessité le cathétérisme.

Dans les cas beaucoup plus fréquents, où la cause de la rétention est permanente (à moins d'intervention), on voit la vessie se distendre tantôt *petit à petit,* quelquefois *brusquement,* et arriver à contenir jusqu'à 15 et 18 litres d'urine ; dans ces derniers cas, l'action *mécanique est brusque,* la compression *com-*

plète, et les malades n'ont même plus la faculté de pouvoir uriner par regorgement ; c'est dans ces cas que l'on peut observer des gangrènes ou des ruptures de la vessie ; Velpeau dans son *Traité de l'art des accouchements* en rapporte trois cas.

La rétention d'urine qui survient dans ces circonstances est le plus souvent produite par des modifications apportées dans la situation de l'utérus gravide, qui vient alors par une action mécanique s'opposer à l'excrétion de l'urine contenue dans la vessie.

L'antéversion au cours de la grossesse est rare et produit exceptionnellement la rétention d'urine ; cependant Levret en a rapporté le premier quelques exemples.

On comprend que le fait soit rare, car la vessie venant à se distendre dans le cours d'une antéversion, pressera contre la face antérieure de l'utérus, qui sera forcé de basculer en arrière, et alors la rétention disparaîtra.

Cependant, dit Cazeaux, lorsque l'antéversion sera très prononcée, le corps de la vessie formera un angle avec le col et pourra occuper une situation plus basse que celle du col, d'où la persistance de la rétention.

Tout cela est peut être bien un peu théorique, tandis que les rétentions d'urine qui se montrent du fait des renversements en arrière de l'utérus gravide sont des faits beaucoup mieux connus et beaucoup plus fréquents.

Nous ne ferons pas ici l'histoire de la rétroversion de l'utérus gravide, nous ne discuterons pas non plus pour savoir si la rétention d'urine est le phénomène primitif qui amènera la rétroversion ou si c'est après la production de celle-ci qu'on verra apparaître la rétention ; aujourd'hui les auteurs semblent d'accord pour admettre que tantôt la rétention est primitive, tantôt la rétroversion ; tout dépendrait de *la rapidité des accidents*.

Lorsque la rétention d'urine apparaît tout d'un coup, à la suite d'une chute, d'un effort, on admet que la rétroversion se faisant brusquement amènera du coup une rétention d'urine complète ; au contraire la rétention se faisant lentement, peu à peu, causera à un moment donné un léger degré de rétroversion, qui s'accentuant, finira par amener une rétention alors absolue.

Pour que ces différents résultats puissent se produire, l'utérus devra déjà avoir acquis un certain développement ; c'est en effet vers le troisième ou quatrième mois de la grossesse que l'on verra apparaître le plus fréquemment la rétention d'urine suite de rétroversion ; à ce moment nous savons en effet que chez la multipare, l'utérus dépasse un peu le centre pelvien ; son segment postéro-supérieur s'appuie assez souvent sur l'éminence sacrée, pendant que le museau de tanche est légèrement porté en avant vers la symphyse pubienne ; on comprend donc comment à ce moment l'utérus qui offre une inclinaison normale de son fond vers la concavité du sacrum, puisse à la suite d'une chute basculer en arrière, et rester accroché derrière l'angle sacro-vertébral ; plus tard cet accident est fort rare, car l'utérus ayant acquis un développement plus considérable, et se trouvant au-dessus du détroit supérieur, ne pourra basculer en arrière appuyé qu'il sera contre le rachis ; cependant certaines observations mentionnent la possibilité de cet accident au septième ou huitième mois de la grossesse ; c'est dans ces cas surtout qu'on a affaire à la forme lente.

Enfin dans certains cas, même avec une rétroversion légère, on pourra observer de la rétention d'urine, nous voulons parler de cette sorte de rétroversion qui s'accompagne d'une *dilatation sacciforme du segment inféro-postérieur de l'utérus* (rétroversion partielle des Allemands) ; dans cette situation l'utérus se développe aux dépens de sa force antérieure devenue supérieure.

Lorsque l'axe longitudinal de l'utérus sera dévié de telle sorte que son fond regarde la concavité du sacrum, le col se relevant et se cachant derrière la symphise, la rétroversion se trouvera constituée et l'apparition des troubles de la miction s'expliquera facilement, si l'on songe aux modifications survenues du côté de l'urèthre et de la vessie.

En effet, dans ces conditions, le canal de l'urèthre est tiraillé, dévié, quelquefois coudé ; il prend une direction verticale ou oblique de bas en haut et d'arrière en avant ; le méat urinaire est renfoncé, souvent caché derrière l'arcade pubienne.

Le col de la vessie est comprimé par le museau de tanche qui l'applique contre le pubis ; la vessie alors se distendant par l'urine peut remonter jusqu'au-dessus de l'ombilic ; parfois elle peut être divisée en deux compartiments ou loges, une supérieure, l'autre inférieure, séparées par le col utérin, si bien que par le cathétérisme il pourra arriver de ne vider qu'une loge.

Que la rétroversion produise la rétention d'urine ou que la rétention amène la rétroversion de l'utérus gravide, il arrive un moment où les deux actions se combinent, s'ajoutent l'une à l'autre pour constituer un état de plus en plus grave et pouvant se terminer par la mort si l'on n'intervient pas rapidement.

Le fait seul de vider la vessie a pu dans certains cas faire cesser la rétroversion, mais le plus souvent, après *le cathétérisme*, il faudra soit par le toucher vaginal, soit par le toucher rectal, souvent par les deux touchers combinés et réunis, réduire l'utérus rétroversé.

Quelquefois en employant tous ces moyens, en mettant la femme dans la position génu-pectorale, il pourra être impossible de remettre l'utérus dans sa situation normale ; c'est alors qu'on pourra voir se produire dans le cours d'une rétentien d'urine, soit la rupture de la vessie, soit encore le sphacèle d'une plus ou moins grande quantité de muqueuse vésicale, dont les lambeaux gangrenés pourront sortir par l'urèthre ou au contraire boucher ce canal, amenant alors une *rétention secondaire*, l'utérus ayant repris sa situation normale.

Les observations suivantes publiées dans le mémoire de Charles de Liège, dans le *Traité des maladies des femmes* de Barnes, dans le *Bulletin de la société de chirurgie* nous ont paru intéressantes à rapporter ; elles nous montrent les accidents que peut amener la rétention d'urine consécutive à la rétroversion ou la rétroflexion de l'utérus gravide.

OBSERVATION XVIII (Docteur Cauvy).

Société de chirurgie, 1880.

Rétention d'urine survenue au troisième mois de la grossesse.
Rétroversion utérine.

A la suite de fatigues, une femme enceinte de trois mois est prise d'envies fréquentes d'uriner, avec ténesme et douleurs après la miction.

Ces phénomènes vont en s'aggravant, et en même temps le ventre prend un énorme développement, si bien que la femme crut qu'elle allait bientôt accoucher.

On constate alors dans le ventre l'existence d'une tumeur ovoïde, remontant au niveau de l'ombilic, fluctuante, douloureuse à la pression, qui augmente les envies d'uriner.

Cette tumeur disparaît par le cathétérisme qui fait sortir trois litres d'urine ; par le toucher, utérus en rétroversion, col derrière le pubis, difficile à atteindre, venant comprimer l'urèthre.

A la suite du cathétérisme, et en sondant la malade pendant deux jours, l'utérus reprit sa place, et les troubles de la miction cessèrent.

La malade conduisit sa grossesse à terme sans autre accident.

Dans l'observation ci-dessus, nous voyons les accidents disparaître par le fait seul du cathétérisme plusieurs fois repété ; il en fut de même pour une malade dont l'observation est rapportée dans les leçons de clinique obstétricale de M. le professeur Depaul ; mais les choses sont loin de se passer de cette heureuse façon car le plus souvent, *après avoir vidé la vessie*, il faut intervenir pour réduire l'utérus.

Donc autant pour éclairer un diagnostic incertain que pour avoir chance d'intervenir avec succès, on devra toujours, et en premier lieu, vider la vessie, car la rétention d'urine n'a pas seulement pour effet d'augmenter la gravité de la maladie par elle-même, et par les désordres qui résultent d'une distension considérable de la vessie, elle a encore pour résultat de compléter la rétroversion quand elle se produit lentement, de l'exagérer de plus en plus quand elle se produit brusquement.

Observation XIX (personnelle).

Grossesse au troisième mois. — Rétention d'urine. — Rétroversion de l'utérus.

La nommée Abroussesi, âgée de vingt-sept ans, entre le 26 décembre 1882, salle Sainte-Eulalie, dans le service du docteur Rigal.

Elle est enceinte pour la quatrième fois; le début de la grossesse remonte à trois mois; à sa première grossesse a déjà eu des accidents du côté de la miction (rétention d'urine).

Il y a deux jours, en travaillant, mais sans avoir fait de chute, ni reçu de coup, a été prise de rétention complète d'urine; un médecin appelé aussitôt fit le cathétérisme; le surlendemain, même accident, douleurs, distension abdominale, impossibilité absolue d'uriner.

La malade entre alors à l'hôpital; on constate une distension de l'abdomen comme dans une grossesse au septième mois, le ventre forme une saillie qui pointe en avant et qui remonte jusqu'à l'ombilic; en déprimant cette tumeur qui est molle et fluctuante, on augmente les envies d'uriner et on arrive sur une tumeur plus résistante qui est l'utérus gravide.

Au toucher on trouve un col ramolli et court, appliqué absolument derrière la symphise du pubis, si bien qu'on ne peut passer le doigt entre la face postérieure de la symphise et le col; le corps de l'utérus au contraire est renversé en arrière et couché dans la concavité du sacrum.

On sonde alors la malade; l'introduction du cathéter métallique est difficile; le bec est arrêté au niveau du col et ne pénètre dans la vessie qu'après avoir subi un ressaut; on retire près de trois litres d'urine claire et non fétide.

Après avoir vidé la vessie, on tente de réduire l'utérus en portant la main dans la concavité du sacrum ; le col de l'utérus s'éloigne alors un peu de la face postérieure du pubis.

Le lendemain, la rétention se reproduit ; on sonde alors la malade matin et soir.

Le 8 janvier, c'est-à-dire quatorze jours après l'apparition de la rétention d'urine, la malade urine seule pour la première fois ; au toucher on constate alors que le col de l'utérus n'est plus appliqué immédiatement derrière la face postérieure du pubis ; en outre le fond de l'utérus a dépassé l'angle sacro-vertébral et se trouve au-dessus du détroit supérieur.

La malade demande son exeat le 14 janvier, la rétention ne s'étant plus jamais reproduite.

Chez notre malade la rétention d'urine est survenue assez brusquement, et a été très certainemeut provoquée et entretenue par la rétroversion de l'utérus gravide ; en vidant la vessie régulièrement deux fois par jour pendant quatorze jours, l'utérus en continuant de se développer a pu franchir le promontoire, et dès lors tous les accidents ont disparu.

Mais il pourra arriver qu'on ne puisse vider par le cathétérisme la vessie, qui pourra alors se rompre.

Les faits de rupture de la vessie dans ces conditions sont rares, et Barnes se fondant sur l'extensibilité de la vessie, et l'établissement de la miction par regorgement, se refuse à l'admettre, la malade mourant avant, soit par urémie, soit par lésion du côté des reins ou de la vessie. Cependant Moreau, dans son *Traité de l'art des accouchements,* rapporte une observation de Lynn, où la malade mourut à la suite d'une rupture de la vessie consécutive à la rétention d'urine dans le cours d'une rétroversion utérine ; le docteur Houël, dans sa thèse sur les ruptures de la vessie, en rapporte également quelques exemples ; dans ces cas la rupture de la vessie arrive rarement avant le septième jour ; elle est annoncée par une période de bien-être coïncidant avec la disparition de la tumeur sans que la sonde puisse évacuer de liquide ; puis apparaît bientôt tout un cortège de symptômes graves tels que fièvre, vomissements et hoquets, et la mort arrive dans le collapsus le troisième ou quatrième jour après l'accident.

Observation XX.

Charles de Liège in Journal de médecine de Bruxelles, 1875-1876.

Rupture de la vessie dans un cas de rétroversion.

Une femme enceinte de quatre mois, à la suite d'un faux pas sentit quelque chose se déranger dans son ventre et lui tomber vers le bas du dos ; elle fut attaquée sur-le-champ de constipation et de rétention d'urine. Lynn constata une rétroversion de l'utérus ; on voulut sonder la malade, mais on ne peut passer assez en avant la sonde pour pénétrer dans la vessie, la femme s'opposa à la ponction.

Le septième jour, elle fut prise de nausées et de hoquets, elle sentit quelque chose crever dans son ventre et mourut le lendemain ; à l'autopsie on trouva la vessie gangrenée et une déchirure avait livré passage dans le ventre à dix pintes d'urine environ.

Il est probable que si on avait employé un cathéter mâle en gomme élastique, ou si la malade s'était laissée ponctionner, on eût évité la rupture de la vessie ; mais il est un autre accident qui se produit parfois assez rapidement pour qu'on ne puisse y parer par une intervention, nous voulons parler du sphacèle d'une portion plus ou moins étendue de la muqueuse vésicale.

Nous rapportons seulement les observations suivantes publiées pour la plupart dans les journaux étrangers, et consignées par Barnes dans la *Lancet*, 1875.

Observation XXI.

Wardell British Med. Journ., 1871.

Une jeune femme fut admise à l'infirmerie de Fundbridge
Wells pour une rétention d'urine ; on retira une urine fétide
par le cathétérisme ; un fœtus de trois ou quatre mois fut
expulsé, suivi du placenta ; urines fétides et chargées de
muco-pus ; douze jours après l'avortement, la malade fut en
proie à de grandes douleurs au niveau de la région pubienne ;
le lendemain on appela un chirurgien à cause de ces douleurs
excessives ; au toucher on constata la présence d'une masse
molle à l'entrée du vagin, que l'on vit bientôt sortir du méat
urinaire ; l'expulsion dura une demi-heure ; au moment de
l'expulsion, l'urine s'élança avec grande force et en grande
quantité ; il y eut un soulagement immédiat, et la malade
guérit complètement.

La masse expulsée ressemblait exactement à la membrane
muqueuse de la vessie.

Spencer Welle rapporte les deux observations suivantes : (*Obst. transact.*, vol. III, an. IV).

Une femme de vingt-deux ans accoucha une première fois normalement; survint une rétention d'urine
qui dura soixante-deux heures ; on retire alors cinq
pintes d'urine trouble et sanguinolente ; une cystite
s'ensuivit et la mort arriva deux mois après la délivrance au milieu d'un cortège de symptômes céré-
braux.

A l'autopsie on trouva la vessie qui contenait un
morceau détaché et libre ; les parois de la vessie
étaient hypertrophiées ; on voit distinctement à leur
surface interne les fibres musculaires à nu.

Dans l'autre cas, la muqueuse vésicale fut expulsée
six semaines après un accouchement laborieux ; la
membrane avait la forme d'un sac dont la surface ex-

terne était blanchâtre, d'aspect musculaire, la couche
la plus superficielle de la tunique musculeuse ayant été
détachée avec la muqueuse ; la surface interne, au
contraire, d'une coloration noirâtre, était partout recouverte d'un épais dépôt qu'il fallait enlever pour voir
la muqueuse.

Le docteur J.-J. Philipps (*Bristish med. journ.*,
1871), rapporte l'observation suivante :

Une jeune femme eut une couche difficile qui dura,
dit-on, quatre jours ; douleurs vésicales atroces et un
mois après incontinence d'urine ; le méat urinaire
était si dilaté qu'il admettait l'extrémité du petit
doigt ; le jour suivant fut expulsé de la vessie un débris presque complet de muqueuse vésicale.

Enfin le docteur Schatz a relaté (*Archiv. für gynek.*,
t. VI) et figuré un autre cas de complète exfoliation
par sphacèle de la tunique interne de la vessie, consécutive à une rétention suite de rétroversion de l'utérus gravide ; la femme mourut et à l'autopsie on
trouva la muqueuse qui tapisse la vessie complètement détachée.

L'observation la plus complète sur ce sujet a été
publiée par Moldenfrauer dans les *Archives für gynekologie*.

OBSERVATION XXII.

Moldenfrauer, Archiv. für gynek., t. IV.

*Détachement complet de la muqueuse vésicale dans une
rétroflexion de l'utérus gravide.*

Femme enceinte de trois mois ; commence à souffrir en
urinant, et au bout de huit jours rétention d'urine. On sonde
alors la malade deux fois par jour, mais l'état général s'ag-
grave.

La malade entre alors à l'hôpital de Leipzig. Le cathéter donne issue à cent grammes d'urine trouble, ammoniacale. On diagnostique une rétroflexion et malgré la réduction la malade mourut.

Autopsie. — A l'incision de la vessie, on constate dans sa cavité un sac jaune brunâtre du volume de la tête d'un enfant formé par la muqueuse détachée en sa totalité, et ayant dans un endroit intéressé la tunique musculaire.

Ce sac était dans son segment inférieur complètement détaché ; son épaisseur est de trois ou quatre millimètres ; sa surface interne est noire; au microscope on n'y trouve point d'épithélium, mais bien des fibres musculaires lisses entrecroisées.

Nous en avons fini avec les accidents urinaires que pouvaient entraîner les déplacements en arrière de l'utérus gravide, et si nous avons autant insisté sur ce point, c'est que nous avons bien voulu faire voir toute l'importance que l'on devait attacher à la rétention d'urine qui se produit dans le cours de la grossesse ; elle peut être en effet le premier et le seul signe de la production de la rétroversion ; son apparition de même que la miction par regorgement devront donc éveiller l'attention, et mettre en garde contre les accidents que nous venons de signaler.

Lors donc que la rétention d'urine se montrera dans le cours de la grossesse, elle pourra amener soit la rétroversion de l'utérus gravide, soit la rupture de la vessie, soit encore le sphacèle de sa tunique muqueuse ; mais lorsqu'elle surviendra pendant le travail, du fait du séjour prolongé de la tête déjà engagée, elle pourra mettre obstacle à la terminaison de l'accouchement, ou être une cause de présentation vicieuse.

Aussi comme règle générale, non seulement **on** devra avoir soin de vider la vessie lors de la production d'accidents urinaires survenant dans le cours de la grossesse, mais devra-t-on encore s'assurer, au début du travail, de l'état de la vessie ; lorsque la distension de la vessie sera appréciable par le palper, on la videra de suite par le cathétérisme, et on évitera ainsi la production de troubles de la miction survenant au moment du travail.

Rétention d'urine après l'accouchement.

Lorsque le fœtus a été expulsé, que le placenta a suivi le produit de la conception, l'utérus revient peu à peu sur lui-même, passant par les différents états qui constituent la période de l'involution.

Qu'il se fasse à ce moment un retour de congestion du côté de l'utérus, qu'il y ait un certain degré de contracture du col d'origine réflexe, ou à la suite d'une déchirure périnéale, ou qu'il se produise une parésie du côté de la vessie du fait d'une compression trop prolongée, toujours est-il que l'on voit très souvent survenir, dans les heures qui suivent l'accouchement, un certain degré de parésie vésicale, qui peut aller jusqu'à causer de la rétention d'urine.

Cette rétention d'urine n'est pas toujours en rapport avec les difficultés de la parturition, ni avec la durée du travail ; elle peut compliquer les cas les plus simples et les accouchements les plus rapides ; aussi a-t-on fait intervenir ici une inertie momentanée des parois vésicales, attribuée soit à la fatigue du réservoir urinaire, soit à l'affaissement général qui suit tout accouchement, soit encore au relâchement subit qu'éprouve la paroi abdominale. Mais nous croyons que dans le plus grand nombre des cas on devra rapporter la cause de la rétention d'urine qui suit l'accouchement à l'existence de fissures ou de déchirures du périnée, qui amènent par voie réflexe un certain degré de contracture du côté du col de la vessie.

Les deux observations suivantes, qui nous sont personnelles et que nous pourrions faire suivre de plusieurs autres font bien voir la coexistence de ces deux états.

Observation XXIII (personnelle).

Rétention d'urine après l'accouchement. — Déchirure du périnée.

La nommée Becker, âgée de vingt-un ans, entre à l'hôpital Lariboisière, le 19 janvier 1883, dans le service de notre maître, le docteur Pinard.

Elle est enceinte pour la première fois et à terme ; n'a pas présenté de troubles de la miction durant tout le temps de sa grossesse.

Accouche le 19 janvier, facilement ; début du travail à onze heures du soir, accouchement à une heure du matin en occipito-pubienne ; délivrance normale ; légère déchirure à la fourchette.

A la suite de l'accouchement, rétention d'urine et légère distension de la vessie, mais la malade urine seule dix-huit heures après son accouchement ; la malade, souffrant à chaque miction, c'est-à-dire chaque fois que les urines s'écoulent sur la déchirure, est reprise de rétention d'urine qui persiste alors plus de trente-six heures ; on sonde alors la malade deux fois dans les vingt-quatre heures ; la rétention ne se produit plus, et la petite déchirure périnéale est presque complètement cicatrisée.

Observation XXIV (personnelle).

Rétention d'urine après l'accouchement. — Déchirure du
périnée.

La nommée Forest, âgée de vingt-cinq ans, entre le 24 janvier à l'hôpital Lariboisière, service du docteur Pinard.

Enceinte pour la première fois et à terme ; point de troubles de la miction durant la grossesse, accouche normalement dans la nuit du 24 au 25 janvier ; début du travail à onze heures du soir, accouchement à trois heures du matin ; dégagement de la tête en occipito-pubienne ; délivrance normale, déchirure du périnée.

N'a pas uriné depuis son accouchement, c'est-à-dire depuis vingt-quatre heures, mais la malade ne souffrant pas n'est pas sondée.

Trente-six heures après la délivrance, la malade urine seule ; la déchirure périnéale se cicatrise le 27 janvier, et la rétention d'urine ne se produit plus.

La rétention d'urine *post partum* est un fait vulgaire ; tous les auteurs en signalent la fréquence et l'importance ; il résulte de nos observations personnelles à ce sujet que ce trouble se produit à peu près chez le quart des nouvelles accouchées, et plus particulièrement chez les primipares dont le périnée a été déchiré.

Pour ce qui est de son importance, nous dirons avec les auteurs qui traitent de l'obstétrique que chaque fois qu'on approchera d'une femme récemment accouchée, on devra avoir soin de s'assurer de l'état de la vessie ; à cet effet on ne se contentera pas de demander si la femme a uriné, mais on découvrira l'accouchée, et on s'assurera de la situation de la vessie.

Si la femme n'a pas uriné, dans les dix-huit ou

vingt heures qui suivent la délivrance, la vessie sera distendue et remontera plus ou moins au-dessus du pubis ; le ventre alors formera *deux étages* ou deux saillies appréciables par la vue et surtout par le palper ; immédiatement au-dessus de la symphise pubienne, sur la ligne médiane, on trouvera une saillie globuleuse rénitente et fluctuante formée par la vessie distendue ; au-dessus, séparée par un sillon, on trouvera une autre tumeur, le plus souvent déviée sur la droite, formée par le globe utérin rétracté et revenu sur lui-même ; la différence dans la consistance et la situation de ces deux saillies permettra d'éviter toute cause d'erreur.

Lorsque l'on aura reconnu une rétention d'urine chez une nouvelle accouchée, à moins de douleurs vives avec ténesme vésical, on ne devra pas se presser de recourir au cathétérisme ; le plus souvent, en effet, au bout de vingt-quatre ou de trente-six heures, la miction se rétablira seule, et on aura ainsi évité les chances d'infection ou la production d'une cystite.

Si la femme n'avait pas uriné au bout de trente-six heures, ou si, comme nous l'avons déjà dit plus haut, il y avait du ténesme vésical, on pratiquerait alors le cathétérisme avec les soins de propreté et les précautions antiseptiques qu'exige toute nouvelle accouchée.

Le plus généralement, cette rétention n'apparaît que dans les heures qui suivent l'accouchement et la délivrance, cependant elle peut se montrer plus tôt, et la distension vésicale pourra alors, en exerçant une compression sur le col de la matrice, s'opposer à l'expulsion du placenta et même à son extraction au moyen du cordon.

Stoltz dans sa thèse sur la délivrance rapporte à ce sujet l'observation suivante :

Observation XXV (Stoltz, Thèse Strasbourg, 1834).

Rétention d'urine après l'accouchement, — difficultés de la délivrance, — cathétérisme, — expulsion du placenta.

Je fus appelé auprès d'une primipare qui était accouchée depuis vingt-six heures ; la délivrance se faisait encore attendre ; la sage-femme avait fait plusieurs tentatives d'extraction sans réussir ; l'accouchée accusait une envie pressante d'uriner.

La vessie distendue arrivait à deux travers de doigt de l'ombilic ; la femme n'avait pas uriné depuis la veille, et avait fait plusieurs fois des efforts inutiles ; en explorant par le vagin, et en suivant le cordon ombilical, j'arrivai au placenta, placé immédiatement sur l'orifice de la matrice et probablement détaché en entier ; j'exerçai d'abord quelques tractions sur lui au moyen du cordon ; mais la femme se plaignit d'une vive douleur derrière le pubis, et je sentis que le cordon céderait plutôt que le placenta.

Alors je pris le parti de vider d'abord la vessie ; le cathétérisme donna issue à un litre et demi environ d'urine foncée en couleur ; il me fut facile alors d'extraire l'arrière-faix au moyen du cordon.

Enfin, l'accouchement terminé, le placenta expulsé, la rétention d'urine pourra encore, par le fait de la distension vésicale, empêcher l'utérus de revenir sur lui-même, et de reprendre sa place dans l'excavation pelvienne ; la rétraction de l'utérus est empêchée dans une certaine mesure, ou tout au moins imparfaite ; on peut alors observer, comme l'a fait remarquer Lumley Earle (*On distension of the bladder, considered as a cause of post partum. Hemorrhagy*, in Transact. of Obstet. Soc. of. London, 1864) des métrorrhagies dues non à l'inertie utérine, mais bien à la rétraction imparfaite de l'utérus par le fait de la distension exagérée de la vessie.

Le plus ordinairement la rétention d'urine qui suit l'accouchement est transitoire, et disparaît au bout de deux ou trois jours suivie parfois d'une légère incontinence d'urine, en général passagère ; lorsque l'incontinence d'urine persistera, on devra toujours craindre l'existence de fistules sur les variétés desquelles nous ne devons pas insister. Disons cependant que l'incontinence d'urine qui résultera de la chute des eschares produites par la compression des parties molles par la tête du fœtus apparaîtra à une époque en général éloignée de la date de l'accouchement, et entraînera le plus souvent une infirmité persistante qui pourra nécessiter alors l'emploi de moyens chirurgicaux.

Troubles de la miction dans les grossesses extra-utérines.

Les troubles urinaires, que la distocie peut causer, par elle même, par l'intervention qu'elle nécessitera, ne doivent point nous occuper ici ; il n'en est pas de même des troubles de la miction que l'on pourra observer dans le cours ou à la fin d'une grossesse extra-utérine, car dans ces circonstances l'utérus s'associe aux phénomènes qui se passent dans les organes du petit bassin, et subit des modifications de volume et de situation plus ou moins considérables, suivant la variété et la durée de la grossesse extra-utérine.

Les troubles de la miction que l'on pourra observer durant le cours d'une grossesse extra-utérine sont nuls ou de peu d'importance ; il n'en est pas de même de ceux qui peuvent se montrer à la fin, et l'observation

suivante rapportée dernièrement par un de nos col-
lègues nous montre le kyste fœtal venant s'ouvrir
dans la vessie en amenant toute une série de troubles
urinaires en général graves et remarquables par leur
longue durée.

La rareté de ces faits nous engage à les rapporter
tout au long ; ils nous montrent comment une grossesse extra-utérine peut se terminer en s'ouvrant dans
la vessie ; on voit alors apparaître, avec de fréquents
besoins d'uriner, tous les signes d'une cystite intense
et purulente, et la présence dans la vessie des fragments osseux du fœtus peut donner lieu à de la
rétention d'urine ; mais chez la femme l'urèthre est
large, dilatable, presque sans courbure, aussi la sortie
de ces fragments osseux pourra s'effectuer, le plus
souvent au prix de violentes douleurs.

Ces accidents du côté de la vessie sont toujours de
longue durée, la cystite est rebelle, et persiste jusqu'à
l'élimination complète des corps étrangers qui peuvent
quelquefois devenir le point de départ des calculs
vésicaux.

OBSERVATION XXVI (résumée).

Ch. Giraudeau, interne des Hôpitaux. Archives de Tocologie, août 1882.

*Grossesse extra-utérine abdominale, ouverture dans le rectum
et la vessie, guérison.*

Mathilde Roger, 23 ans, cuisinière, entre le 28 octobre 1880
à l'hôpital Saint-Antoine, salle Grisolle, n° 7, dans le service
de M. Hayem.

D'une bonne santé habituelle, elle a été réglée à seize ans
et demi ; ses règles revenaient toutes les trois semaines,
étaient peu abondantes et non douloureuses.

Elle habite Paris depuis l'âge de dix-huit ans, elle a un peu pâli et maigri à partir de cette époque. Mariée en novembre 1879, elle a eu ses règles pour la dernière fois le 1er mai 1880. Au commencement de juin apparaissent des nausées le matin, puis au bout de quelques jours des vomissements, des douleurs abdominales vives et du ballonnement du ventre.

Pendant quinze jours la malade resta couchée, elle était pâle, faible, avait des sueurs abondantes et des vomissements alimentaires continuels.

Elle partit alors pour la campagne où elle séjourna deux mois ; elle garda le lit pendant tout ce temps, souffrant continuellement du ventre et ayant jusqu'à trente vomissements par jour. Son abdomen augmentait de volume de jour en jour.

Le 14 juillet on la ramène à Paris ; les règles sont toujours supprimées.

Le 25, douleurs abdominales persistent. Diminution notable du volume de l'abdomen. Fièvre le soir, sueurs profuses. L'examen du sang indique une augmentation notable des globules blancs, indice d'une suppuration probable. Un peu de diarrhée.

Le 27, la malade peut faire quelques pas dans la salle, plus d'écoulement sanguin par le vagin, la sécrétion lactée persiste, elle quitte l'hôpital.

21 décembre. Elle revient à la consultation : état général meilleur, le ventre est encore douloureux. La tumeur est moins volumineuse, on sent en un point une saillie qui donne la sensation d'une partie fœtale. L'utérus est refoulé à droite et fait toujours corps avec la tumeur.

29 janvier 1881. Bosselures nombreuses et dures perçues à travers la paroi abdominale, pas de fluctuation, toucher douloureux ; utérus toujours immobile, constipation, *envies fréquentes d'uriner*. Badigeonnages iodés.

26 mars. Les douleurs abdominales ont reparu depuis huit jours, nausées, fièvre le soir. Anorexie. Repos au lit, cataplasmes laudanisés sur l'abdomen.

Le 29, en allant à la selle, la malade a rendu par l'anus une grande quantité de pus d'odeur infecte, ainsi que « des morceaux de chair », coliques vives pendant défécation.

15 avril. L'écoulement par le rectum continue ; la tumeur a considérablement diminué de volume. Sa limite supérieure s'arrête à quatre travers de doigt au-dessous de l'ombilic, en outre elle est devenue un peu mobile, elle fait toujours corps avec l'utérus, que l'on déplace en même temps qu'elle. Plus de sécrétion lactée.

7 mai. Le ventre est devenu plus plat, il est moins tendu, moins douloureux ; l'utérus a repris à peu près sa position normale. Rejet par l'anus d'un liquide purulent avec des « peaux ». *Mictions fréquentes et très douloureuses.*

Le 14, elle rejette *en urinant* un fragment osseux qui n'est autre qu'une *côte d'un fœtus de quatre à cinq mois ; l'urine est trouble,* et contient un *abondant dépôt purulent.* Le cathétérisme vésical ne révèle la présence d'aucun corps étranger. A eu ses règles depuis deux jours pour la première fois depuis le 1er mai 1880, c'est-à-dire depuis plus d'un an.

Le 15 septembre elle fait une chute de voiture ; immédiatement après l'accident elle est prise de douleurs abdominales intenses, mais sans pertes de sang, sans vomissements. Cet état dure jusqu'au 1er octobre ; pendant tout ce temps elle garde le lit, très pâle, très affaiblie, mais sans fièvre.

Le 1er octobre, il se fait par le vagin un écoulement de sang noir, d'odeur infecte, qui persiste trois ou quatre jours, puis des coliques se montrent, l'hémorragie utérine augmente, et la malade expulse, au milieu de caillots, « une peau, une poche crevée, blanche, longue comme le pouce ». A partir de ce moment le ventre n'augmente plus de volume, les mamelles sécrètent du lait, l'écoulement sanguin persiste, des frissons se montrent, la fièvre s'établit.

Le 28, elle entre à l'hôpital, pâle, affaiblie et pouvant à peine se tenir debout. Lorsqu'on examine l'abdomen, on constate, du côté gauche, l'existence d'une tumeur dure, de consistance uniforme, lisse, mate, ne présentant ni battements, ni souffle, ni fluctuation, et n'ayant, au dire de la malade, jamais été le siège de mouvements fœtaux ; cette tumeur, dont la position est fixe, s'enfonce, en bas, derrière l'arcade pubienne, dépasse en haut le niveau de l'ombilic et s'étend, vers la droite, au delà de la ligne médiane ; en un mot, elle occupe toute la fosse iliaque et l'hypocondre gauches. Le col de l'utérus présente au toucher les caractères d'un col de nullipare ; *il est refoulé vers la droite, son orifice regarde en arrière et à gauche ;* l'utérus est peu volumineux, *immobile, comme fixé dans la position qu'il occupe,* il n'existe aucun sillon de séparation entre lui et la tumeur qui n'est pas fluctuante. Le cathétérisme vésical montre, par la direction de l'extrémité libre de la sonde, que la vessie est comprimée et refoulée en bas au-dessous de la tumeur ; ce qui explique les envies fréquentes d'uriner éprouvées par la malade.

Le 23, légère diminution de la masse de la tumeur, qui est moins tendue, moins dure. Au toucher vaginal, elle semble toujours se continuer avec le corps de l'utérus, mais est séparée de la face postérieure du pubis et de la paroi osseuse de la fosse iliaque par un sillon bien net. Constipation opiniâtre. Pilule de podophylle de 5 centigrammes.

1er juin. Rentre à l'hôpital. Urines toujours purulentes, pas de corps étrangers dans la vessie. Lavage quotidien de cet organe avec une solution phéniquée au millième. L'utérus est devenu très mobile ; la masse qui occupait le cul-de-sac latéral gauche est beaucoup moins volumineuse.

Le 3. La capacité de la vessie est très peu considérable, on ne parvient à y faire pénétrer qu'une très petite quantité de liquide à la fois, et la sonde ne s'enfonce dans son intérieur que dans une très petite étendue.

Les mictions sont moins fréquentes ; urines moins purulentes.

Le 15, la quantité de pus qui est contenu dans l'urine est très peu considérable, pas de fièvre, bon état général, la malade sort dé l'hôpital.

Elle revient à la consultation le 10 février 1882, se plaignant de ne *pouvoir uriner depuis la veille* et accusant de vives douleurs au niveau du méat urinaire. Une sonde métallique introduite dans le canal de l'urèthre vient heurter un

corps dur qui occupe la moitié antérieure du canal ; une
pince fine permet de le saisir et de l'extraire. Ce corps n'est
autre que le *temporal* gauche d'un fœtus de quatre à cinq
mois, dont les bords rugueux s'étaient enfoncés dans la muqueuse uréthrale. Quelques gouttes de sang suivent son extraction et la malade peut aussitôt uriner sans douleurs.
La sonde introduite dans la vessie n'y rencontre aucun corps
étranger.

Cette femme nous raconte alors que depuis sa sortie de l'hôpital (juin 1881), elle rend à des intervalles variables, par la
même voie et au prix d'assez grandes souffrances, de petits
os qu'elle a réunis et qu'elle nous apporte. Indépendamment
de nombreux fragments osseux qui semblent appartenir aux
os courts de la face, de la colonne vertébrale et des extrémi-
tés des membres et qu'il nous est impossible, vu leurs petites
dimensions, de reconnaître d'une façon exacte, nous trouvons
dans les débris qu'elle nous présente 2 fémurs, 2 tibias, 2 os
iliaques, 13 côtes, 2 clavicules, 1 sternum, 1 temporal,
1 maxillaire inférieur, 1 maxillaire supérieur en parfait état
de conservation et appartenant manifestement à un fœtus de
quatre à cinq mois, ainsi que le temporal que nous venons
d'extraire. La malade ajoute avoir rendu plusieurs autres
fragments osseux qu'elle n'a pas recueillis.

L'état général du reste est excellent, la menstruation est
régulière, mais douloureuse. Comme les urines sont toujours
un peu purulentes, nous proposons à la malade d'entrer de
nouveau à l'hôpital.

Elle y reste huit jours environ, pendant lesquels la vessie
est lavée deux fois par jour avec une solution phéniquée ; au
bout de ce temps, les urines contiennent beaucoup moins de
pus.

Le 20 mars, elle revient à la consultation, elle a rendu
deux ou trois os qu'elle n'a pas conservés, la miction est un
peu douloureuse, la vessie ne contient aucun corps étranger,
les urines sont à peine purulentes.

Le 12 mai, l'utérus a repris à peu près la place qu'il occupe à l'état normal dans le cul-de-sac latéral gauche ; on ne

constate plus qu'une induration peu étendue ; plus de pus dans l'urine, plus d'expulsion de pièces osseuses, la guérison peut être considérée comme complète.

Notre collègue Ollive a observé l'année dernière, dans le service du professeur Laboulbène, un cas semblable ; malheureusement l'observation prise incomplètement n'a pu nous être remise.

DEUXIÈME PARTIE

TROUBLES DE LA MICTION SE RATTACHANT AUX DIVERS ETATS PATHOLOGIQUES DE L'UTERUS

Comme l'a si justement écrit Aran, les affections de l'utérus sont remarquables par la présence, l'immixtion des *symptômes de voisinage;* la vessie par ses rapports de contiguïté, par sa solidarité vasculaire avec l'utérus, supportera en premier le contre-coup des états pathologiques multiples qui pourront frapper l'organe de la gestation ; de plus, comme nous l'avons déjà dit, l'utérus dans le petit bassin n'est point indépendant, *ne va pas seul,* et les connexions intimes qui l'unissent aux organes voisins, avec ce que l'on appelle les annexes de l'utérus, nous expliquent comment la plupart des affections des organes du petit bassin, en modifiant l'utérus, arriveront à s'entourer d'un cortège urinaire.

Souvent en effet l'utérus ne sera pas primitivement en jeu, ne sera pas le point de départ de lésions pathologiques lui appartenant en propre, et ce ne sera que par les modifications secondaires survenues dans *sa situation ou son volume* que l'on verra apparaître des troubles du côté de la miction.

En un mot nombre d'affections pelviennes, par les modifications qu'elles imprimeront à l'utérus, amèneront par contre-coup des troubles urinaires ; mais devant nous limiter sous peine d'être diffus, nous insisterons sur les affections proprement et primitivement utérines, qui pourront causer des troubles dans l'excrétion de l'urine.

Les modifications pathologiques qui peuvent frapper l'utérus sont multiples et variées dans leur origine et leur étendue ; dans certains cas, l'utérus pourra être sain, indemne de toutes lésions, comme dans les *différents déplacements;* dans d'autres il sera le siège d'altérations, qui par leur propagation finiront par envahir la vessie ; dans d'autres enfin, il renferme des tumeurs qui par leur volume, leur poids et les modifications qu'elles amèneront dans la situation de l'utérus comprimeront plus ou moins la vessie, en causant des troubles variés dans l'excrétion des urines.

1° *Troubles de la miction dans les déplacements de l'utérus.*

L'utérus situé dans le petit bassin occupe ordinairement la ligne médiane entre la vessie et le rectum soutenu latéralement par les ligaments larges, embrassé inférieurement par le vagin.

Il est ordinairement dirigé de haut en bas, d'avant en arrière, de droite à gauche ; sa direction varie du reste avec l'état de vacuité ou de plénitude de la vessie ;

plus celle-ci est distendue, plus le corps de la matrice est repoussé en arrière, si bien que son axe tend à se confondre avec celui du vagin.

Chez quelques femmes l'organe bascule complètement, le fond se porte en avant, de sorte que la paroi antérieure devient inférieure ; il y a alors *antéversion ;* si l'état inverse se produit, c'est-à-dire si le fond se porte en arrière et la face postérieure en bas, il y a *rétroversion ;* enfin l'utérus est en latéroversion quand le corps est devié d'un côté et le col du côté opposé ; à l'état normal, l'axe du corps et celui du col se confondent, mais dans certains cas ces deux axes s'infléchissent en formant un angle obtus plus ou moins ouvert ; cette inflexion a lieu tantôt en avant, tantôt en arrière, tantôt sur les côtés ; d'où les noms *d'antéflexion,* de *rétroflexion,* de *latéroflexion ;* il existe chez la plupart des femmes une légère antéflexion, considérée par beaucoup d'auteurs comme normale, et due probablement à l'état de vacuité de la vessie ; plus cet organe se distend, plus l'antéflexion diminue, si bien qu'à un certain moment, l'axe du corps utérin vient coïncider avec celui du col.

Les déplacements en arrière et en avant sont les plus fréquents, ce sont eux également qui peuvent causer le plus de troubles dans la miction.

Dans le cours de la grossesse, la production de la rétroversion de l'utérus amène des troubles urinaires sur lesquels nous avons suffisamment insisté ; dans les jours qui suivent l'accouchement, ce serait à la rétroflexion qu'il faudrait attribuer la cause de certains troubles urinaires.

Nous savons en effet combien chez les nouvelles

accouchées la parésie vésicale est fréquente ; cette parésie peut aller jusqu'à une véritable paralysie, qui amènera de la distension vésicale et une rétention d'urine plus ou moins complète et plus ou moins durable ; dans ces circonstances, c'est-à-dire lors de la distension vésicale, il y aura grande chance de voir se produire une rétroflexion qui augmentera encore l'intensité des troubles urinaires.

Les chances de production de la rétroflexion dans les jours qui suivent l'accouchement seront d'autant plus grandes que les femmes se lèveront plus tôt, car la subinvolution se trouvant alors retardée, l'utérus offrira un certain degré de ramollissement et conservera un volume plus considérable, conditions qui favoriseront l'action de la vessie distendue sur l'utérus dont le fond glissera au-devant du promontoire pour tomber enfin dans le cul-de-sac recto-utérin.

D'une façon générale cependant nous pouvons dire que les déplacements utérins causeront peu de troubles urinaires par eux-mêmes ; si dans certains cas on a à noter des envies plus fréquentes d'uriner avec de la dysurie, le plus fréquemment ces troubles sont négligeables, mais ils prennent toute leur importance lorsque l'utérus modifié dans sa situaton devient gravide ou se trouve être le siège de tumeurs, de fibromes plus particulièrement.

Dans les divers déplacements utérins, les troubles urinaires ne demandent qu'à se montrer ; on comprendra facilement comment la grossesse ou des tumeurs favoriseront leur apparition.

Lawrence dans une leçon parue le 10 mars 1881 dans *The Lancett* sur les désordres de la miction chez la femme, rapporte entre autres les deux faits suivants :

1° Mme B..., que je suivais pour une rétroflexion de l'utérus, devint grosse ; à la onzième semaine de sa grossesse, elle fut prise de rétention d'urine, et quand je la vis dans l'après-midi, il y avait une grande distension de la vessie, et l'utérus était toujours en rétroflexion ; après avoir vidé la vessie, et fait coucher la malade sur les coudes et les genoux, l'utérus bascula et les troubles urinaires cessèrent.

2° Une femme souffrait depuis quelque temps d'un fibrome utérin assez volumineux, il y avait quelques difficultés dans la miction ; à la suite d'un violent effort, elle se trouva dans l'impossibilité d'uriner.

Quand je vis la malade, je constatai une rétroflexion très marquée de l'utérus ; le fond de l'utérus occupait la région pelvienne ; après avoir vidé la vessie, l'utérus fut déplacé et maintenu par un pessaire ; la possibilité d'uriner revint alors en même temps.

Le même auteur rapporte deux cas de rétention d'urine due soit à une antéversion, soit à une antéflexion de l'utérus, mais ces faits sont rares, et cette forme de déplacements entraîne plutôt de la dysurie simple, quelquefois un léger degré d'incontinence.

Mais il est une autre condition qui vient souvent s'ajouter aux divers déplacements de l'utérus, et dont l'adjonction favorise singulièrement la production de troubles urinaires, nous voulons parler du prolapsus, de la descente de la matrice.

A ce sujet, l'auteur anglais que nous citons plus haut rapporte qu'il a observé une jeune femme qui ayant sauté brusquement hors de son lit pendant qu'elle avait ses règles fut prise aussitôt de rétention d'urine ; par l'examen on trouva le fond de l'utérus hypertrophié (peut-être par la présence d'un fibrome), abaissé et descendu fortement jusqu'à la vessie.

On fut impuissant à relever l'utérus, et pendant des semaines la malade fut dans l'impossibilité d'uriner seule et on dut recourir deux fois par jour au cathétérisme.

Lorsque l'utérus est descendu, abaissé, le bas-fond de la vessie tiraillé se trouve former en quelque sorte une poche, une sorte de diverticulum dans lequel les urines finiront par s'accumuler ; c'est ce qui constitue *la vessie en bissac ;* alors la vessie ne se vidant pas complètement, il restera toujours une certaine quantité d'urine qui pourra amener une forme subaiguë de cystite, caractérisée par une miction pénible, fréquente et par l'impuissance où sera la malade de retenir une quantité normale d'urine dans la vessie, causant ainsi un certain degré d'incontinence.

Ces troubles urinaires s'observeront surtout chez les multipares chez lesquelles le prolapsus de l'utérus est si fréquent ; ils s'observeront dans toute leur intensité si le prolapsus s'accompagne de cystocèle vaginale ; dans ces conditions, les troubles de la miction s'expliquent surtout par le déplacement de l'urèthre à son orifice vésical, qui est entraîné en bas, si bien que le canal excréteur tend à prendre une direction verticale, au lieu de la direction horizontale physiologique ; on comprend alors très bien comment on peut ne *pas vider complètement la vessie par le cathétérisme.*

Du reste l'intensité des phénomènes urinaires variera avec le degré de déplacement de l'utérus ; si le prolapsus est complet, la vessie entraînée basculera

et formera une poche secondaire au-dessous du pubis,
faisant saillie en dehors de la vulve, de telle sorte que
la miction sera entravée par le fait du déplacement
du méat, et par l'entraînement, l'abaissement d'une
portion de la vessie ; c'est dans ces cas qu'on observera des besoins d'uriner non douloureux mais constituant par leur fréquence une véritable infirmité.
Quelquefois on pourra observer une véritable incontinence en même temps que la stagnation d'une
quantité plus ou moins grande d'urine contenue dans
la portion déclive et herniée de la vessie ; dans ces
cas, la malade ne vidant jamais sa poche déclive,
l'incontinence se produira par trop plein, rappelant
alors ce qui se passe dans un siphon amorcé ; l'urine
s'écoulera incessamment goutte à goutte et non plus
en jet éparpillé comme dans les cas de déviation du
méat urinaire.

On comprend également comment ces troubles
pourront varier avec la position de la femme : dans le
décubitus horizontal, l'utérus étant moins abaissé, la
poche vésicale se trouvera remontée, et pourra alors
se vider entièrement par l'urèthre ; c'est pourquoi on
voit un certain nombre de femmes affectées de prolapsus utérin pousser avec les doigts sur la tumeur,
et triompher par cet artifice de la difficulté qu'elles
ont à uriner.

En résumé tous les déplacements utérins sont capa-
bles d'amener des troubles dans l'excrétion des urines
et on ne doit pas, comme l'a dit Valleix, rapporter les
troubles de la miction aux déplacements en avant, et
les troubles de la défécation aux déplacements en
arrière, car dans ces derniers, le col de l'utérus

venant à agir sur la vessie pourra amener une rétention d'urine parfois complète, comme nous l'avons
dit en parlant des accidents urinaires qui pouvaient
se montrer dans la rétroversion de l'utérus gravide.

Dans les déplacements de l'utérus, l'intensité des
troubles urinaires variera avec la variété et le degré
du déplacement utérin; toutes choses égales, nous
nous croyons autorisé à dire que les *déplacements
en arrière* amèneront le plus de perturbation dans
l'excrétion urinaire, surtout si cette variété de déplacement porte sur un *utérus volumineux,* chronique-
ment congestionné, *comme dans la subinvolution,* ou
présentant un état plus ou moins marqué de *prolapsus*.

Nous dirons en outre que les symptômes urinaires
pourront acquérir dans certains cas une assez grande
importance pour laisser dans l'ombre l'affection utérine, productrice de ces troubles.

Pour nous, ils prendront toute leur importance et
constitueront un avertissement pour examiner minu-
tieusement tous les organes pelviens, et *en premier
lieu l'utérus*.

Troubles de la miction dans le cancer de l'utérus.

Le cancer, surtout dans sa forme épithéliale, frappe
souvent le col de l'utérus, et par sa marche progres-
sivement envahissante arrive à déterminer des troubles du côté de la vessie; en effet, pour des raisons
purement anatomiques, le cancer du col de l'utérus
se propage plus souvent en avant qu'en arrière, d'où
la plus grande fréquence des complications vésicales
comparativement aux complications rectales.

En outre, nous savons que la moitié inférieure de l'utérus dépourvue de péritoine contracte avec la vessie des connexions étroites dans une étendue qui a lieu entre la réflexion de la muqueuse vaginale sur le col et celle du cul-de-sac vésico-utérin sur la face antérieure de l'utérus : les rapports des uretères avec le col de l'utérin nous expliquent également comment le cancer du col de l'utérus peut amener par compression mécanique des phénomènes de rétention d'urine, de l'hydronephrose, et finalement la mort par urémie ; ce mode de terminaison du cancer du col propagé est assez fréquent, et Fournier (*thèse ag.*, 1863, *De l'urémie*) a rapporté plusieurs observations de ce genre.

L'oblitération des uretères est si fréquente, que d'après Charcot, la moitié des femmes de la Salpêtrière qui meurent de cancer de l'utérus, succombent par urémie.

Nous n'avons point à traiter ici les troubles urinaires que l'on peut observer dans le cours du cancer du col de l'utérus, mais bien les troubles vésicaux, c'est-à-dire ceux qui sont apportés dans l'excrétion de l'urine hors de la vessie ; ces troubles du reste sont variés dans leur genre et si fréquents, qu'il est bien rare d'assister à toute l'évolution d'un cancer utérin sans avoir à en noter quelques-uns ; aussi a-t-on pu dire, avec raison, que l'extension à la vessie constitue une période du cancer de l'utérus.

C'est ainsi que Lébert affirme n'avoir trouvé la vessie saine que dans un cinquième des cas de cancer de l'utérus.

Sur quatorze autopsies faites par Feré en cinq mois

à la Salpêtrière, cet auteur a trouvé quatre fois la vessie indemne de toute lésion cancéreuse. Une fois il y
avait perforation du trigone ; sur un autre sujet, le
col et le trigone étaient détruits ; sur un autre, le trigone et une partie de la paroi postérieure avaient
disparu et les uretères s'abouchaient dans le cloa-
que ; six fois il y avait des indurations limitées, des
mamelons ou des fongosités sur le trigone ; dans un
autre cas enfin, toutes les parois de la vessie, y com-
pris le col, étaient infiltrées et indurées, formant une
coque incontractile de près de deux centimètres
d'épaisseur pouvant contenir un œuf de pigeon
(Feré, *Du cancer de la vessie*, 1881).

Que la propagation du cancer de l'utérus à la vessie
se fasse par envahissement de proche en proche, par
infiltration des parois, ou productions de tubercules
ou champignons isolés à la surface de la muqueuse
vésicale. les troubles urinaires suivant le mode et le
degré du processus destructeur expliqueront la multi-
plicité et l'intensité de leurs diverses manifestations.

Peu accentués au début, ils pourront ne s'accuser
que par des envies plus fréquentes d'uriner auxquelles
viendra parfois s'ajouter de la dysurie ; d'autres fois
ils acquerront toute leur intensité, et se traduiront
soit par de la rétention soit par de l'incontinence
d'urine ; dans ces circonstances les troubles de la
miction compléteront avec la cachexie le tableau
symptomatique du cancer du col de l'utérus, qui évo-
lue le plus souvent d'une manière indolente.

La rétention d'urine qui se montre dans le cours du
cancer du col de l'utérus survient en général à une
période déjà avancée de la maladie, lorsqu il y a enva-

hissement du côté de la vessie ; le plus souvent elle est précédée d'une période douloureuse, caractérisée par des envies fréquentes d'uriner ; les malades urinent souvent mais ne rendent à la fois que quelques gouttes d'urine brûlante, légèrement trouble ; l'observation de ces symptômes est importante, car ils dénotent la propagation de l'affection cancéreuse.

Bientôt en effet apparaîtra une rétention complète d'urine qui nécessitera le cathétérisme ; cette rétention d'urine reconnaîtra pour cause soit une compression mécanique du col de la vessie par un noyau cancéreux, soit encore une excroissance en choufleur obstruant complètement le canal de l'urèthre.

Parfois, comme l'a dit Courty, la rétention d'urine proviendra de l'inflammation de la vessie, qui, immobilisée par l'envahissement du cancer, ne pourra plus vider son contenu ; les contractions spontanées de la vessie devenant chaque jour moins énergiques, il s'établira alors une rétention par parésie de la tunique musculeuse.

Cependant la rétention d'urine apparaissant dans le cours du cancer de l'utérus est un fait encore assez rare ; l'incontinence est bien plus fréquente, probablement parce que le cancer est avant tout un processus ulcératif et destructeur, si bien qu'il n'est pas rare de voir l'incontinence d'urine suivre une rétention qui n'a duré que quelques jours ; il y a alors eu ulcération, destruction du bourgeon cancéreux qui faisait obstacle à la sortie de l'urine.

OBSERVATION XXVII (résumée).

Thèse de Chaumont, 1874.

Rétention d'urine dans le cancer du col de l'utérus.

La nommée C.., âgée de 32 ans, entre à l'hôpital de la Charité ; elle est malade depuis le mois de janvier 18⁻3 : elle présente tous les signes rationnels et physiques du cancer de l'utérus.

Elle éprouve de grandes difficultés pour uriner, avec de violentes envies, mais à chaque effort, elle urine à peine quelques gouttes ; cependant la vessie n'est pas trop distendue, et la malade ne fut pas sondée pendant les premiers jours de son séjour à l'hôpital.

Au toucher vaginal, on constate la présence d'une tumeur dure bourgeonnante, occupant le col utérin et une grande partie de la cloison vésico-vaginale.

Dix jours après son entrée dans le service, les difficultés pour uriner augmentant, on fut obligé de sonder la malade matin et soir jusqu'à l'époque de la mort qui arriva le 19 avril.

OBSERVATION XXVIII (résumée).

Chaumont, thèse 1874.

Rétention d'urine dans un cancer du col de l'utérus.
Cathétérisme sans effet.

La nommée B..., Louise, entre le 16 avril 1874 dans le service du docteur Damaschino

A l'examen on diagnostique un carcinome du col de l'utérus; le cul-de-sac postérieur du vagin est libre, l'antérieur est occupé par une production dure, mamelonnée, étendue de la lèvre antérieure du col à la paroi du vagin, en se prolongeant vers le col de la vessie et l'urèthre.

Miction normale.

Le 1ᵉʳ mai au matin, la malade n'a pas uriné depuis la veille ; la vessie est distendue ; le cathétérisme, pratiqué avec une sonde en gomme, permet de reconnaître une déviation de l'urèthre vers la droite; puis on éprouve une résistance, et on a la sensation de fongosités molles qui s'écartent devant l'extrémité de la sonde.

Bien que la vessie distendue remonte jusqu'à l'ombilic et que la sonde soit perméable, rien ne s'écoule; par le toucher vaginal, on s'assure que la sonde est bien dans la vessie.

On fit ainsi trois tentatives infructueuses; la vessie est énormément distendue; le soir le cathétérisme fait avec une sonde métallique reste encore sans effet.

Dans la nuit, la malade est tout à coup réveillée par un flot d'urine, et la vessie se vide complètement.

A la suite, la malade eut pendant huit jours de l'incontinence, un suintement permanent qui devenait un petit jet au moindre effort.

Nous avons rapporté cette observation intéressante, sans pouvoir nous expliquer, toutefois, les insuccès répétés du cathétérisme; peut-être l'œil du bec de la sonde était-il obturé par un bouchon de nature cancéreuse.

OBSERVATION XXIX (résumée).

Thèse de Huc, 1880.

Cancer du col de l'utérus. — Rétention d'urine suivie d'incontinence.

La nommée Callement, Th., âgée de quarante-deux ans, entre le 21 janvier 1880, à l'hôpital Saint-Antoine. Elle est atteinte de cancer du col de l'utérus.

Depuis quinze jours, elle urine difficilement; puis apparaît une rétention d'urine qui nécessite le cathétérisme chaque jour.

16 mars. Il devient difficile de sonder la malade; il semble avec une sonde d'argent que la paroi inférieure de l'urèthre est détruite.

17. On sonde toujours difficilement la malade; en ouvrant la paroi inférieure de l'urèthre, on tombe dans une cavité, puis il y a un ressaut, et enfin on pénètre dans la vessie.

7

20. On n'a plus besoin de sonder la malade, il y a incontinence d'urine qui s'écoule par le vagin. On aperçoit une végétation qui sort par le méat urinaire.

23. Mort.

Autopsie. — Envahissement du bas-fond de la vessie par le cancer.

Urèthre : muqueuse rouge, violacée ; la paroi inférieure dans l'étendue d'un centimètre est détruite ; un peu au-dessous de cette solution de continuité, il y a une végétation cancéreuse qui obstrue en partie le canal ; il y en a une également à l'orifice du méat urinaire ; quand on sondait la malade, on arrivait avec l'extrémité de la sonde dans le vagin, on devait alors faire basculer la sonde pour pouvoir pénétrer dans la partie supérieure de l'urèthre et de là dans la vessie.

L'incontinence d'urine qui se montre chez les malades atteintes de cancer du col de l'utérus se fait le plus souvent par destruction des bourgeons cancéreux propagés à la cloison vésico-vaginale ; il se fait alors un travail ulcératif qui amène soit une fistule vésico-utérine, plus souvent une fistule vésico-vaginale ; loin de rester stationnaire, celle-ci s'agrandit chaque jour et finit souvent par détruire complètement le bas-fond de la vessie et une partie de l'urèthre.

L'urine trouvant alors une ouverture béante s'écoule goutte à goutte dans le vagin, souille continuellement les malades dont la situation devient vraiment lamentable.

Il faut aussi savoir que parfois l'incontinence pourra se faire sans qu'il existe de fistule ; dans ce cas, le sphincter vésical envahi reste béant, ne se contracte plus, et laisse passer l'urine à mesure qu'elle arrive dans la vessie.

Observation **XXX** (résumée).

Thèse de Huc, 1880.

Cancer du col de l'utérus. — Incontinence d'urine.

La nommée D... entre le 21 décembre 1879 dans le service du docteur Duguet ; on constate par le toucher un épithélioma ulcéré du' col ; vers le 7 janvier, apparaît une incontinence d'urine qui n'a pas cessé jusqu'à l'époque de la mort de la malade, le 11 juin.

Autopsie. — Le col de l'utérus est complètement détruit, ainsi que la partie inférieure de la face postérieure de l'utérus.

L'urèthre n'a aucune lésion, mais une partie de la face postérieure et du bas-fond de la vessie ont été complètement envahis par la production cancéreuse.

Observation **XXXI**.

Communiquée par mon collègue et excellent ami Thibierge.

Cancer de l'utérus. — Incontinence d'urine. — Fistule uréthro-vaginale.

La nommée Leloy, Marie-Louise, âgée de trente-deux ans, entre le 28 octobre 1880 dans le service de M. le professeur Ball ; elle est atteinte de carcinome du col de l'utérus. — Toucher vaginal : — à la place du col, on trouve trois ou quatre saillies fongueuses, assez molles ; elles comblent presque entièrement les culs-de-sac du vagin et intéressent sa paroi du côté droit ; on ne sent pas le corps de l'utérus au-dessus du pubis. Rien du côté de l'urèthre. Teint cachectique, visage bouffi, pas d'œdème.

5 janvier. La malade perd involontairement ses urines, ce qui lui cause de vives douleurs.

Cet état persiste jusqu'à la mort qui arrive le 17 janvier.

Autopsie.

Utérus : atrophié, de consistance fibreuse ; le col est détruit dans sa portion intra-vaginale : Il est réduit à un petit noyau mollasse.

Vagin : envahi dans sa partie supérieure.

Uretères : Dilatés tous les deux ; le droit communique avec

le vagin par un orifice allongé dans le sens antéro-postérieur
de 1 cent. 1/2 de long sur 4 cent. de large ; l'orifice est
entouré de bourgeons cancéreux.

Vessie : Revenue sur elle-même, saine, même à l'orifice des
uretères.

Pour nous résumer, nous dirons que l'apparition
de troubles urinaires dans le cours du cancer de l'u-
térus, en annonçant la propagation du processus cancéreux à la vessie, constituera toujours un phénomène
important ; sans rien ajouter à la gravité de la maladie en elle-même, les troubles urinaires viendront toujours précipiter le moment de la terminaison fatale.

*Troubles de la miction dans les corps fibreux
de l'utérus.*

L'utérus est fréquemment le siège de tumeurs spéciales auxquelles on a donné le nom de fibromes ; ces
tumeurs sont de nature bénigne, c'est-à-dire que, par
leur évolution, leur processus non envahissant, elles
ne menacent pas immédiatement la vie des femmes
qui en sont atteintes ; mais si ces tumeurs ne sont pas
menaçantes par elles-mêmes, en revanche par les accidents multiples qu'elles occasionnent en certains cas,
elles peuvent prendre rapidement un caractère de
gravité. En dehors des métrorrhagies qui viennent si
souvent compliquer et aggraver la situation de ces
malades, les fibromes utérins peuvent amener toute
une série d'accidents que l'on pourra rapporter le plus
souvent à des compressions mécaniques exercées sur
les organes voisins ; ces compressions auront lieu
tantôt directement par la tumeur elle-même, tantôt
au contraire indirectement, c'est-à-dire par l'utérus,

dont le volume et la situation subiront des modifications variées ; il est en effet constant de voir l'utérus
lorsqu'il est le siège de fibromes, devenir plus volumineux, généralement dans un état de congestion
chronique et amener cet état que l'on a caractérisé du
nom de grossesse fibreuse ; en outre cet utérus, devenu ainsi plus volumineux, éprouvera rapidement
des changements dans sa situation ; tantôt il fuira en
quelque sorte devant ces tumeurs, tantôt, au contraire,
il s'abaissera et basculera d'un côté ou de l'autre,
suivant la direction où se fera sentir le poids du
fibrome.

La vessie par ses rapports immédiats avec l'utérus
doit en première ligne présenter toute la série des
divers accidents que peut occasionner une compression mécanique s'exerçant sur elle ; cependant combien de femmes atteintes de fibromes utérins même
volumineux échapperont à ces troubles urinaires ; à
part un peu de fréquence dans les envies d'uriner,
auxquelles s'ajoute parfois une dysurie plus ou moins
marquée, c'est à peine si l'on peut dire qu'il existe un
état urinaire.

C'est qu'en effet il faut bien savoir que la production de troubles vésicaux dans les fibromes utérins
dépend moins de leur nombre et de leur volume que
de leur siège et que des déplacements amenés après
coup dans la situation de l'utérus ; ce sont les fibromes siégeant sur la face antérieure de l'utérus qui, par
la compression directe exercée sur la vessie, occasion-
neront le plus rapidement des troubles de la miction ;
viendront en seconde ligne les fibromes siégeant sur
la face postérieure de l'utérus, qui entraîné par le

poids de la tumeur pourra finir par basculer de façon
à se trouver rétroversé ou rétrofléchi ; la compression mécanique s'exercera alors indirectement par le
col de l'utérus qui viendra presser sur le col vésical ;
nous rapportons plus loin une observation personnelle où les troubles de la miction n'ont point reconnu
d'autre cause. Enfin certains fibromes sortant de la
cavité utérine et venant faire saillie dans le vagin
pourront également, si leur volume est considérable,
amener des troubles plus ou moins marqués dans
l'excrétion urinaire ; en général les troubles de cette
dernière catégorie seront peu marqués ou du moins
de courte durée, l'état des malades réclamant alors
une intervention rapide et souvent facile ; cependant
il existe des faits où des fibromes volumineux faisant
saillie dans la cavité vaginale ont déterminé par compression des plaques de sphacèle qui ont amené la
production de fistules.

On voit par ce qui précède que les fibromes de
l'utérus amèneront des troubles urinaires plutôt en
raison de leur siège que de leur volume.

Ces troubles urinaires présentent comme particu-
larité que nous devons signaler leurs intermittences et
leurs exacerbations très certainement dues aux poussées congestives dont l'utérus et les fibromes sont le
siège à chaque période menstruelle ; nous retrouvons
là encore une fois de plus le rôle considérable que
jouent en tant que cause occasionnelle, les poussées
congestives actives qui précèdent chaque apparition
des règles ; le plus souvent en effet c'est dans les jours
qui précéderont l'écoulement du flux menstruel que
les troubles urinaires acquerront leur maximum d'in-

tensité, et il ne sera pas rare d'observer chez des femmes atteintes de fibromes utérins ne donnant lieu qu'à de légers troubles de la miction, il ne sera pas rare, disons-nous, d'observer une rétention d'urine généralement *subite et complète mais passagère.*

J.-B. Hardie, dans *Edinburgh Med. journ.* de janvier 1874, a bien montré cette influence des règles sur la production des troubles urinaires qui peuvent accompagner l'évolution des fibromes utérins ; pour cet auteur, la rétention survient toujours immédiatement avant le moment des règles ou dans les premiers jours de leur apparition ; elle est due alors à une cause purement mécanique ; le corps fibreux participant à la congestion de tout l'appareil utérin se tuméfie, et vient comprimer le col de la vessie de façon à intercepter totalement le cours des urines ; au contraire les progrès de la tumeur en général n'amènent pas cet accident, parce qu'ils se produisent lentement et donnent aux organes le temps de s'habituer à un certain degré de compression.

Les trois observations que l'auteur anglais rapporte justifient entièrement cette façon de voir et cette explication est très évidente lorsqu'il s'agit de tumeurs volumineuses occupant le petit bassin ou la face externe de l'utérus, mais elle ne rend pas compte de tous les faits observés, aussi croyons-nous que l'on doive faire jouer un rôle au moins aussi important aux *déplacements* que les fibromes peuvent faire subir à l'utérus ; c'est du reste la manière de voir de Lawrence (*Med. Times and Gazette,* 1878) ; sur dix cas de miction difficile ou de rétention d'urine chez la femme, neuf fois, dit cet auteur, il s'agira d'une compression de l'urèthre par un déplacement partiel ou total de l'utérus ; le déplacement n'entraînera pas toujours la rétention complète, mais la vessie, ne se vidant pas complètement, s'enflammera, les urines deviendront rapidement purulentes, et l'on observera concuremment des lésions du côté des reins.

En résumé, si les fibromes utérins et plus particulièrement les fibromes sous-péritonéaux peuvent n'apporter aucun trouble dans la miction, le plus souvent, surtout s'ils siègent sur les faces antérieure ou postérieure de l'utérus, ils détermineront à un moment de leur évolution des troubles urinaires ; tantôt légers et peu persistants, ces troubles peuvent parfois devenir très intenses, et amener des phénomènes de compression assez graves pour constituer une des terminaisons de la maladie.

La dysurie qui se montre dans le cours des affections utérines est un phénomène banal pour l'observateur, mais son apparition dans les fibromes utérins peut être signalée par des douleurs atroces qui ne laissent aucune trêve aux malades.

Le docteur Jude Huc (de Rouen), rapporte à ce sujet l'observation suivante :

OBSERVATION XXXII.

Annales de gynécologie, octobre 1875.

Le 18 mars 1875, je fus appelé près d'une malade atteinte de symptômes menaçants du côté du rectum et de la vessie causés par des tumeurs fibreuses de l'utérus.

Cette malade depuis plusieurs mois était forcée d'uriner quatre ou cinq fois toutes les deux heures et de se relever cinq ou six fois la nuit pour uriner ; quand sous l'influence d'un sommeil un peu lourd elle dépassait un intervalle de deux heures, elle était réveillée alors brusquement par une douleur violente au-dessous du pubis, et ne pouvait plus évacuer le contenu de sa vessie qu'en se pressant le ventre à deux mains ; en outre de temps en temps elle éprouvait de violentes crises urinaires et était tourmentée pendant une demi-heure par des envies d'uriner qui revenaient toutes les cinq minutes et n'étaient suivies de l'expulsion que de quelques gouttes d'urine brûlante. Ces symptômes sont allés en s'aggravant chaque jour ; elle ne peut faire une promenade de cinq minutes sans être tourmentée d'un besoin impérieux d'uriner.

Urines pâles, limpides, ne déposant pas de précipité floconneux par la chaleur.

En même temps apparurent des phénomènes de compression du côté du rectum qui nécessitèrent une prompte intervention.

Parfois, les douleurs seront peu ou pas marquées, et les troubles de la miction ne seront déterminés que par une compression incomplète de la vessie qui pourra alors subir des modifications importantes à connaître si l'on veut éviter des surprises désagréables.

Dans ces cas, la vessie distendue pourra former une grande partie de la tumeur perçue à l'hypogastre, et il pourra arriver de méconnaître la distension de la vessie en rapportant la distension abdominale à la présence de fibromes, d'autant plus qu'il se pourra que par le cathétérisme on ne diminue pas sensiblement le volume de la tumeur, et l'on mettra le gros ventre de la malade uniquement sur le compte des fibromes ; pourtant la vessie est distendue et rapidement il va se faire des altérations du côté des reins qui finiront par emporter la malade si l'on n'intervient pas ; on interviendra alors en employant non plus un cathéter ordi-

naire, trop court, mais une longue bougie flexible ; en
effet avec la sonde ordinaire on ne vide pas la vessie,
ou du moins on ne vide que la portion de la vessie si-
tuée au-dessous de la tumeur, qui venant faire saillie
sur le pubis viendra étrangler en quelque sorte le réservoir urinaire ; la cavité de la vessie se trouve alors
divisée en deux loges superposées, et la sonde ordinaire introduite par l'urèthre vient butter contre la
tumeur, sans pouvoir franchir la portion rétrécie.

On voit toute l'importance de la connaissance
exacte de cet état de choses, puisque le cathétérisme
lui-même, ou du moins la brièveté de la sonde de
femme pourra devenir une cause d'erreur.

Les accidents causés par la compression incomplète de la vessie sont surtout graves par la rapidité du
développement de lésions du côté des reins qui évo-
luent sourdement sans appeler une intervention
immédiate.

Au contraire, dans les cas de compression complète de la vessie, les lésions du côté des reins n'ont
pas le temps de se faire, car à cause de la brusquerie
et de la gravité des accidents, les malades réclament
promptement un soulagement à leur état ; tout se
passe alors ici exclusivement dans la miction dont le
fonctionnement régulier se trouvera entravé du fait
de la compression du col utérin sur la vessie, le corps
de l'utérus se trouvant en rétroversion.

L'observation suivante qui nous est personnelle
vient à l'appui de cette manière de voir.

Observation XXXIII (personnelle).

Fibromes utérins. — Rétention d'urine. — Utérus en rétroversion. — Cathétérisme à différentes reprises. — Réduction de la rétroversion. — Disparition des accidents.

La nommée Juge, âgée de quarante ans, vient à l'hôpital Necker le 29 juin consulter notre maître Rigal pour une incontinence d'urine remontant à six jours.

Réglée à l'âge de treize ans, elle a toujours eu des règles régulières qui durent une huitaine de jours ; grossesse normale il y a vingt ans; bonne santé habituelle.

Depuis quelque temps la malade a remarqué qu'au moment de ses règles, qui sont très abondantes, son ventre devenait plus gros en même temps que ses urines étaient rendues plus difficilement et en moindre quantité ; l'écoulement menstruel était alors suivi d'une sorte de débâcle urinaire.

A la dernière ménorrhagie, 29 juin, apparut une rétention presque complète d'urine, accompagnée de douleurs et d'envies fréquentes d'uriner et bientôt suivie d'incontinence d'urine ; cette incontinence persiste depuis six jours et détermine la malade à venir nous consulter ; à l'examen on constate une distension assez considérable de la vessie qui remonte jusqu'à trois travers de doigt au-dessous de l'ombilic ; par le cathétérisme on retire un peu plus de deux litres d'urines claires.

Au toucher on constate dans le cul-de-sac postérieur la présence d'une tumeur lisse, régulière, résistante, de nature fibreuse ; cette tumeur paraît du volume d'une tête de fœtus de 4 à 5 mois ; le corps de l'utérus a basculé en arrière et le col se trouve remonté et appliqué directement derrière la symphyse pubienne, déterminant, par la compression sur le col vésical, la production d'une rétention, et l'établissement de la miction par regorgement.

La malade soulagée par le cathétérisme ne veut pas entrer à l'hôpital.

Huit jours après, nous revoyons la malade qui présente de nouveau de l'incontinence d'urine.

Tout le jour qui a suivi le cathétérisme, la malade a pu

uriner seule et facilement, mais *le lendemain* et les jours suivants apparurent des difficultés de plus en plus considérables pour uriner, en même temps que le ventre se distendait.

Depuis avant-hier la malade urine goutte à goutte, involontairement, toutes les 10 à 15 minutes.

L'examen donne à peu près les mêmes résultats que la première fois, la vessie est toujours distendue ; la paroi postérieure du vagin est notablement raccourcie, et le cul-de-sac recto-vaginal toujours occupé par la tumeur fixée au corps de l'utérus ; le col de l'utérus regarde directement en haut et en avant appliqué derrière la symphyse pubienne.

On sonde facilement la malade et on retire 2 litres 1/2 d'urines non altérées.

Il existe un certain degré de parésie de la vessie qui revient difficilement, lentement sur elle-même.

Par le toucher vaginal, puis par le toucher rectal, on essaye de refouler, de remonter l'utérus en même temps que la tumeur, qui alors paraît se déplacer un peu et fuir devant le doigt qui fait effort.

A la suite de cette tentative, la malade a pu uriner seule et régulièrement *pendant quatre jours*, mais probablement sous l'influence du travail et d'efforts, les mêmes accidents se sont reproduits, si bien que la malade revient encore nous voir dans le même état qu'auparavant.

Après avoir évacué plus de deux litres d'urine, on procède par le toucher rectal à la même tentative de réduction de l'utérus, en déployant cependant un peu plus de violence que la première fois ; le col de l'utérus s'abaisse alors et vient se placer sous le pubis ; on décide la malade à rester quelques jours dans le service ; la malade reste couchée huit jours pendant lesquels elle a pu uriner seule et facilement, si bien qu'elle demande à quitter l'hôpital ; on lui signe son exeat le dixième jour de son entrée, et depuis nous n'avons pas revu notre malade.

Parfois les accidents urinaires qui viendront compliquer des tumeurs fibreuses utérines seront encore

plus graves et pourront causer, du fait de la compression, des ulcérations et des perforations de la vessie ;
cette sorte d'accidents est rare, aujourd'hui surtout,
et se produira surtout dans les cas de fibromes volumineux engagés dans la cavité du col utérin ou encla-
vés en quelque sorte dans le vagin ; le processus des-
tructif est ici le même que lors de la production de
la fistule à la suite d'un séjour prolongé de la tête d'un
fœtus retenue dans la cavité vaginale.

Lisfrane, Demarquay, ont rapporté chacun une observation de ce genre.

J'ai vu, dit Lisfrane, un cas dans lequel la cloison
vésico-vaginale a été perforée par une ulcération qui
a permis à une tumeur fibreuse descendue dans le
canal utéro-vulvaire de pénétrer dans la vessie.

Il fut impossible de réduire cette tumeur, et la malade mourut le lendemain.

Enfin, nous avons trouvé, en parcourant les bulletins de la Société anatomique, une observation du
docteur Budin (décembre 1874) où un corps fibreux
de l'utérus qui faisait saillie dans la cavité vaginale
amena une rétention d'urine qui *fut méconnue;* la
malade mourut de phlébite utérine.

Nous ne rapporterons point ici cette longue observation, voulant seulement faire voir comment des
fibromes utérins volumineux, engagés dans la cavité
vaginale, pourront, en rendant l'examen difficile,
amener des troubles urinaires, qui parfois passe-
ront inaperçus.

Aussi, lorsqu'on se trouvera en face d'une affection
utérine, devra-t-on toujours, comme règle de conduite,
s'enquérir par soi-même non seulement de la régula-

rité de l'acte de la miction, mais encore de l'état de
la vessie.

A cet effet on aura recours aux procédés ordinaires d'investigation, et en particulier à la palpation
abdominale et à la percussion, mais si, par suite de
l'augmentation de volume de l'utérus, soit du fait
d'une grossesse, soit du fait de l'existence de fibromes, si, disons-nous, on conservait quelque doute
sur l'état de plénitude ou de vacuité de la vessie, on
sonderait les malades.

Le cathétérisme est à cet effet le moyen de diagnostic le plus parfait que l'on possède, et si l'on tient
compte des erreurs exceptionnelles auxquelles il peut
donner lieu, on devra toujours arriver à la connaissance exacte de l'état de la vessie.

Il nous reste pour terminer cette étude à signaler
les troubles urinaires qui peuvent accompagner la
métrite ; mais ici, quoique bien des auteurs aient déjà
appelé l'attention sur ce point, nous nous trouvons
moins riches en matériaux ; la métrite, en effet, dans
ses variétés comme dans ses évolutions, est une affection encore mal déterminée et diversement in-
terprétée par les auteurs, et les troubles de la miction
qui peuvent compliquer cette affection sont sinon
nuls du moins le plus souvent insignifiants.

Aran en traitant de la métrite interne chronique
insiste sur les douleurs qui accompagnent chaque
miction.

« Beaucoup de femmes, dit cet auteur, éprouvent
» lors du passage de l'urine une sensation de cuisson,
» de brûlure, comme d'un fer rouge qui passerait
» dans le canal de l'urèthre, et pour uriner, elles se

» livrent à des efforts, témoignant, par leurs plaintes,
» des souffrances qu'elles ressentent. »

Enfin Nicouleau dans sa thèse sur les complications de la métrite chronique insiste sur la fréquence du ténesme vésical qui accompagne cette affection.

Cet auteur va jusqu'à dire qu'on peut observer parfois soit une incontinence, soit une rétention d'urine.

De tels faits sont possibles, mais nous avouons ne pas les avoir encore rencontrés ; en tout cas, ils doivent être rares, et nous pensons qu'on aura plus de chance de les observer dans la métrite parenchymateuse chronique, surtout lorsque l'utérus très augmenté de volume aura subi quelques modifications dans sa situation normale.

D'une façon générale, tout état utérin peut entraîner et entraînera le plus souvent des modifications du côté de la vessie, et l'on conçoit toute la variété des troubles urinaires que l'on pourra observer, si l'on songe à la série des accidents qui peuvent commencer par l'irritation vésicale la plus légère, pour aboutir à une incontinenee ou à une rétention d'urine absolue ; rappelons enfin tous les accidents inflammatoires qui peuvent aussi envahir concurremment la vessie.

Mais il ne faut pas pécher par excès, aussi ne saurions-nous trop recommander, avant de mettre sur le compte de l'utérus les troubles urinaires en face desquels on se trouvera, avant d'affirmer une relation de cause à effet, ne saurions-nous trop recommander, disons-nous, de bien s'enquérir s'il n'existe point une autre cause pour expliquer l'apparition des phénomènes urinaires ; on devra donc toujours s'assurer par

soi-même qu'il n'existe point de vaginite ou d'uréthrite, on devra également songer à l'hystérie comme
pouvant amener des troubles de la miction ; pour ce
qui est des accidents inflammatoires, de la cystite en
un mot, l'hystérie ne pourra être invoquée ; mais
c'est surtout lorsqu'on se trouvera en présence de
troubles mécaniques qu'on devra s'entourer de toutes
les précautions, et faire un examen complet de l'état
général de la malade.

A cet effet, on recherchera s'il n'existe point de
troubles du côté de la sensibilité, s'il n'y a point eu
d'attaques d'hystérie antérieurement, si la malade
enfin n'offre point, dans son état cérébral ou psychique,
quelques perversions qui puissent amener des doutes
sur son parfait état d'équilibre ; l'hystérique en
effet peut aussi bien être une mal équilibrée de part sa
vessie que de part tout autre organe.

En procédant ainsi, nous pensons qu'on arrivera
à éloigner toute cause d'erreurs et qu'on pourra affirmer que les troubles de la miction en présence
desquels on se trouve sont absolument sous la dépendance des modifications survenues du côté de
l'utérus.

C'est pour n'avoir pas su éviter cet écueil que certains auteurs rapportent comme exemples de troubles
de la miction dus aux modifications de l'utérus des
faits qui doivent absolument être mis sur le compte
de l'hystérie ; c'est pour cette raison que nous rejetons une observation de Nonat, rapportée dans la *Gazette des hôpitaux,* sous le titre de hystérie et rétention d'urine symptomatiques d'une métrite interne et
d'un phlegmon périutérin.

Il est évident que les affections utérines, surtout chez une femme prédisposée, peuvent être le point de départ d'attaques d'hystérie ; mais une fois l'hystérie établie, comme dans le cas de Nonat, il existe un terrain nouveau, qui à son tour amènera toute une série de troubles, qui seront alors sous la dépendance de l'hystérie. Pour la malade dont l'histoire est rapportée par Nonat, le doute n'est point possible ; il y avait deux ou trois attaques d'hystérie par jour, un spasme très prononcé, et une sensibilité anormale de l'urèthre, enfin des alternatives d'améliorations et de rechutes, en rapport avec la fréquence et l'intensité des attaques.

On comprend que, dans certains cas, les phénomènes d'hystérie étant moins prononcés, il pourra être difficile de faire la part de ce qui revient à l'utérus, ou de ce qui est du domaine de l'hystérie ; c'est là une affaire d'examen et de savoir.

Après avoir passé en revue les différents troubles urinaires que l'on peut observer au cours des diverses affections dont l'utérus peut être le siège, il nous resterait à tracer en quelques lignes les troubles de la miction qui peuvent se montrer conjointement à des affections périntérines ; le rôle de l'utérus n'est ici que secondaire dans la production des troubles urinaires, c'est-à-dire que l'utérus, le plus souvent indemne, n'agit que par les déplacements que produira par exemple un épanchement sanguin qui se sera fait autour de l'utérus : c'est ainsi qu'il ne sera pas rare d'observer une rétention d'urine dans le cours d'une hématocèle rétro-utérine ; nous en avons nous-même observé deux cas, que nous ne rapporterons pas ici,

afin de ne point allonger notre travail et de ne point
sortir des limites de notre sujet.

Il est évident que, dans les cas d'épanchement,
d'inflammation périutérine, ou même dans les cas de
kyste de l'ovaire, l'utérus par les modifications survenues consécutivement dans sa situation pourra
amener des troubles dans la miction, mais ici l'organe
de la gestation n'est point primitivement en cause ;
l'affection première a son siège dans les organes du
petit bassin, il est vrai, mais en dehors, à côté de
l'utérus ; pour cette raison, nous croyons ne pas devoir
nous étendre davantage sur cette question, qui ne fait
qu'effleurer le sujet que nous avons surtout voulu
traiter.

Arrivé à la fin de notre travail, et jetant un regard
en arrière, il ne nous semble point nécessaire de for-
muler des conclusions ; ayant touché pour ainsi dire
à toute la pathologie utérine, ayant fait voir la multi-
plicité et la variété des troubles urinaires qui pouvaient
lui servir de cortège, il serait malaisé de réunir en un
seul faisceau des éléments aussi différents.

Nous espérons seulement avoir suffisamment attiré
l'attention sur la fréquence et la variété des troubles
urinaires, qui peuvent retentir sur la vessie, lors de
modifications physiologiques ou pathologiques de l'u-
térus, pour justifier la formule suivante : L'étude des
troubles vésicaux chez la femme est le plus souvent
du domaine de l'obstétrique et de la gynécologie.

INDEX BIBLIOGRAPHIQUE

1º *Miction normale.*

SAPPEY : Anatomie.
Kuss : Physiologie.
Dictionnaire en XXX volumes ; article Miction.
Dictionnaire de Dechambre : article Miction.
CIVIALE : T. III : Traité des maladies des organes génito-urinaires.
CARAYON : Thèse de Strasbourg, 1865.

2º *Miction dans la menstruation, la grossesse et les suites de couches.*

BERNADET : Thèse, 1865 : De la cystite chez les femmes réglées.
GUÉRIN : Leçons cliniques sur les maladies des organes génitaux internes, 1878.
GILLETTE : Journal de l'anatomie et de la physiologie, 1869.
RICHET : Gazette des hôpitaux, 1872.
Annales de gynécologie, 1880.
MONS : Thèse Paris, 1877 ; Cystite dans la grossesse et l'accouchement.
BARRIÉ : Thèse Paris, 1877 : Étude sur la ménopause.
TERRILLON : Revue de chirurgie, 1880.
EUG. MONOD : Annales de gynécologie, 1880.
CHURCHILL : Traité des maladies des femmes, 2º partie, 1874.
CAPURON : Traité des maladies des femmes.
DEPAUL : Leçons de clinique obstétricale.
CAZEAUX : Traité des accouchements.
COURTY : Traité des maladies de l'utérus.
HERGOTT : Annales de gynécologie, 1875, t. V.
STOLTZ : Thèse de Strasbourg, 1834, De la délivrance.
HERVIEUX : Traité des maladies puerpérales.
CHAMBERLAIN : The relation of the urinary organito puerpueral diseases.
MENTROSE PALLEN : Revue de Hayem, 1878 : Americ journ. of obst. New-York.
PLAYFAIR : Revue de Hayem, 1871.
LÉPINE : Thèse 1877.
VELPEAU : Traité de l'art des accouchements, t. II.
GIRAUDEAU : Archives de Tocologie, 1882 : Grossesse extra-utérine.
GUÉNEAU DE MUSSY : Fissure du col vésical : Gazette des hôpitaux, 1868.
SPIEGELBERG : Fissure du col vésical : Berlin, Klin Wockens, 19 avril 1875.
ZWEIFEL : Incontinence d'urine chez la femme : Baïerisch Intell. Blatt., 79, nᵒˢ 30 et 31.
AUG. LAWRENCE : On disurdes of micturition in women : London obst journal, 1880.
SCHWAZ : Étiologie sur la cystite puerpérale : Arch. fur Gynekologie, 1879.

OLDHAUSEN : Affections urinaires survenant après l'accouchement et la grossesse : Beitrage für Gebürtshulfe und Gynekologie. T. II, Fasc. 2, Berlin, 1873.

MOLDENHANER : Gangrène de la muqueuse vésicale due à la rétroflexion prolongée d'un utérus gravide : Archiv. für Gynek., t. VI, Fasc. 1, Berlin, 1873.

KALTENBACK : Arch. für Gynekologie, t. III.

WARDELL : Bristish Med. journal, 1871. ⎫
SPENCER WELLS : Obst. transact. III, an. IV. ⎪ Cystite pseudo-membraneuse.
J.-J. PHILIPPS : British méd. journal, 1871. ⎬
GIRARD : Thèse de Paris, 1877. ⎭

LEVRET : Art des accouchements, 1753.

SMELLIE : Traité des accouchements, 1777.

LACROIX : Thèse Agr. 1844.

SALMON : Thèse Agr. 1863.

CURIE : Thèse Paris 1869.

CHARLES (DE LIÈGE) : Journal de Médecine de Bruxelles, 1875-76.

CAILLETET : Thèse Paris, 1868.

QUOD : Thèse Strasbourg, 1868.

BONAFONS : Thèse Montpellier, 1881 : Rétention d'urine dans la grossesse et l'accouchement.

BROUSSIN : Archives générales de médecine, 1881 : Rétention d'urine dans la grossesse.

LUSCHKA : Wirchow's Arch. für Pathol. Anat., 1854 : Rétention d'urine dans la grossesse.

CAUVY : Société de chirurgie, 1880 : Rétention d'urine au début de la grossesse.

3° Miction dans les modifications pathologiques de l'utérus.

ROB. BARNES : The Lancet, 2 janvier et 5 février 1875.

J. B. HARDIE . Edinburgh med. journ., janvier, 1874.

JUDE HUE : Annales de gynécologie, 1875.

FOURESTIE : Gazette Médicale, 1875.

MATH DUNCAN : Bristish Med. journal, 20 avril 1878.

MILLIOT : Thèse Paris 1875 : Complications des fibromes utérins.

BUDIN : Société anatomique, octobre 1874.

CHAUMONT : Thèse de Paris 1874 : Cancer du col de l'utérus.

DEVERNOIS : Thèse de Paris 1874 : Du cancer de l'utérus dans ses complications du côté de la vessie.

CARRÈRE : Thèse de Paris 1874.

ARON : Maladies de l'utérus.

HUC : Thèse de Paris 1880.

NICOULAU : Thèse Paris 1863 : De la métrite et de ses complications.

NONAT : Gazette des hôpitaux 1858 : Hystérie et rétention d'urine dans la métrite.

Châteauroux — Typ. et stéréotyp. A. Majesté.